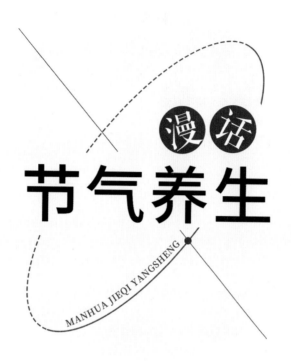

漫话

节气养生

MANHUA JIEQI YANGSHENG

杨思进 主编

U0230669

科学出版社

北 京

内 容 简 介

本书结合立春、雨水、惊蛰、春分、清明、谷雨、立夏、小满、芒种、夏至、小暑、大暑、立秋、处暑、白露、秋分、寒露、霜降、立冬、小雪、大雪、冬至、小寒、大寒二十四节气,紧密联系生活实际,从饮食、睡眠、活动、穴位按摩等方面介绍了日常养生小知识。本书图片形象生动,书中介绍的养生方法简单易行,养生食疗方也便于取材。

本书图文并茂,语言通俗易懂,适合普通大众阅读。

图书在版编目(CIP)数据

漫话节气养生 / 杨思进主编. — 北京:科学出版社,2020.10
ISBN 978-7-03-066324-5

Ⅰ. ①漫… Ⅱ. ①杨… Ⅲ. ①二十四节气–关系–养生(中医) Ⅳ. ①R212

中国版本图书馆CIP数据核字(2020)第194445号

责任编辑:闵　捷 / 责任校对:谭宏宇
责任印制:黄晓鸣 / 封面设计:殷　靓

科学出版社　出版
北京东黄城根北街 16 号
邮政编码:100717
http://www.sciencep.com
上海锦佳印刷有限公司印刷
科学出版社发行　各地新华书店经销

*

2020 年 10 月第 一 版　开本:B5(720×1 000)
2020 年 10 月第一次印刷　印张:6
字数:78 000

定价:48.00 元
(如有印装质量问题,我社负责调换)

《漫话节气养生》
编委会

主 编

杨思进

副主编

徐厚平　汪建英

编 委

杨思进	徐厚平	汪建英	敖素华	汪　静
汪国友	罗　婧	李贵平	罗永兵	林　勇
李银银	张小玉	梁龙杰	代旭锋	李茂芸
朱睿雯	文艺苓	邓淑霞	张婧琳	董　丽
谢明雄	谢艳玲	史兰辉	蒲　凡	蒲胜坤
任　维	刘天助	刘佳利	陈孟利	马　悦
梁　盼	熊柳林	刘　映		

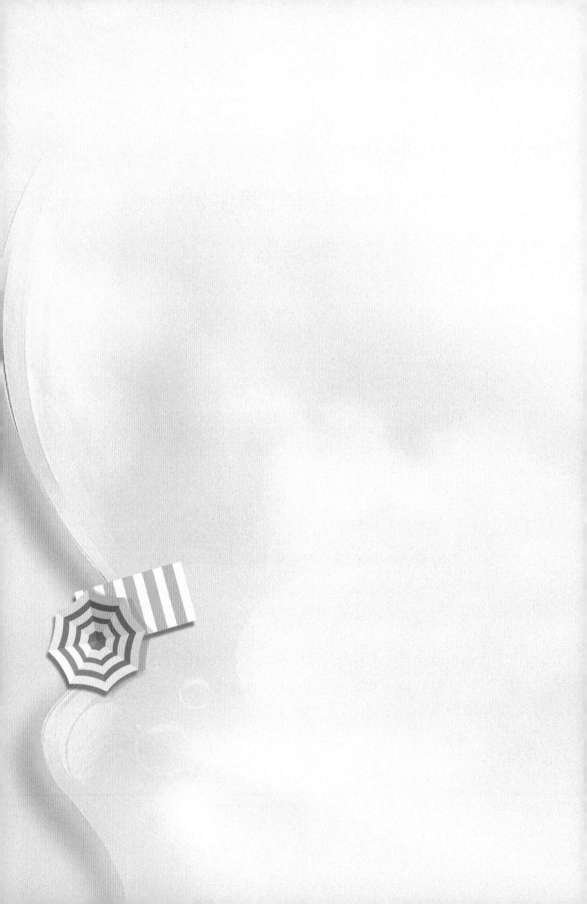

序

　　中医药学是中国古代科学的瑰宝，也是打开中华文明宝库的钥匙。千百年来，中医药学为中华民族的健康和繁衍做出了巨大贡献。中医药养生保健历经千年，已形成和积累了丰富的养生保健理论和经验。

　　当今社会随着人们的健康需求日益增长，中医养生也成了大家追逐的潮流。中医养生是指通过各种方法增强体质、预防疾病，从而达到延年益寿的目的，中医养生注重养生中机体的整体性和系统性。

　　《漫话节气养生》结合日常生活，从饮食、睡眠、活动、穴位按摩等方面介绍了一年四季二十四节气养生知识，由多名长期在医院从事中医临床工作的专家指导行文，具有以下特点：

　　一节气养生。该书介绍了二十四节气的由来和特点，并介绍了节气的养生小知识和食疗方，方法简便可行。

　　二穴位养生。该书介绍的穴位由针灸专家推荐，图文结合，穴位养生方法通俗易懂。

　　三自绘图片。该书所有图片为主编单位——西南医科大学附属中医医院根据内容绘制而成，图片形象生动，读来趣味十足。

　　《漫话节气养生》突出"自我养生调病"，图文结合，通俗易懂，便于传播。

　　是为序！

田金洲
教授，北京中医药大学东直门医院

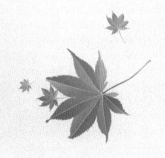

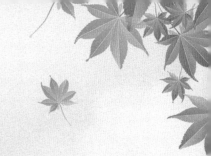

前　言

　　《黄帝内经》最早提出了"治未病"的理念，强调未病先防、已病防变、瘥后防复等多个方面的内容，即预防重于治疗。

　　本书编写团队认为，养生之道主要有二，一是养生理念，二是养生方法。本书编写团队提倡在遵守自然规律的前提下，围绕"上医治未病，中医治欲病，下医治已病"的理念，强调因时、因地、因人的日常生活养生，从而达到修身养性、强身健体的目的。

　　本书主要结合立春、雨水、惊蛰、春分、清明、谷雨、立夏、小满、芒种、夏至、小暑、大暑、立秋、处暑、白露、秋分、寒露、霜降、立冬、小雪、大雪、冬至、小寒、大寒二十四节气，从饮食、睡眠、活动、穴位按摩等方面介绍了日常养生小知识。

　　编书之际正是 2020 年新型冠状病毒肺炎疫情之时，编者根据防治工作经验编写了"新型冠状病毒肺炎防疫小知识"，介绍了疫情期间"宅"家自我健康管理的方法、提高免疫力食疗方，以飨读者。本书自绘图片，内容通俗易懂，介绍的养生方法行之有效，愿读者通过阅读本书能增长养生保健知识，获取养生之道，延年益寿。

　　本书在编写过程中，得到了本书编写团队所在单位同仁的大力支持和帮助，特此表示感谢！限于水平与时间，书中如有不足，望广大读者批评指正。

杨思进

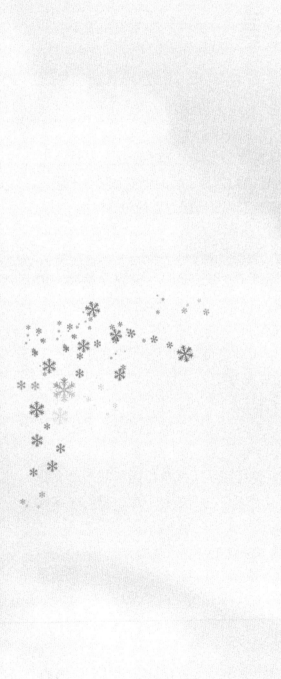

目 录

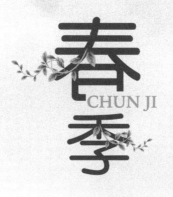

春季
CHUN JI

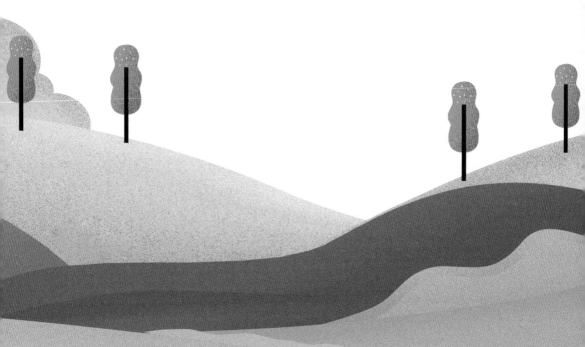

春三月，起于立春，止于立夏，春季分为立春、雨水、惊蛰、春分、清明、谷雨六个节气。

春季是冬季与夏季的过渡季节，冷暖空气势力相当，气温变化幅度大，空气干燥，多大风，北方多沙尘天气，南方多阴雨天气。

春季人体皮肤毛孔舒张，对于外界的抵抗能力有所减弱。这时出门要注意防风，适当"捂一捂"，年老体弱者尤应慎重。春季居处要注意室内卫生和开窗通风，同时，应避免冷风入室。

· 宜：性味[1]微辛微温的食物，如葱、姜蒜、韭菜和芥末等，以及富含蛋白质的食物，如鸡蛋、牛奶、鱼类和豆类等。

· 不宜：牛肉、羊肉、鸽子肉，以及白酒、人参等大温大热的食物。

春季饮食应掌握以下五大原则。

饮食

🍂 **多主少副**

多吃主食，少吃副食。春季风多雨少气候干燥，气温变化反复无常，人体免疫力和防御功能下降，易诱发一些春季常见的疾病。此时可以多吃些主食，其主要成分是碳水化合物，能够直接转化成热量，提供身体基本所需。同时，春季应注重调养肠胃，米饭相比较大鱼大肉，要容易消化，能更好地保护消化功能。

[1] 性：指寒、热、温、凉四种；味：指辛、甘、酸、苦、咸五种。

🍂 多奶少肉

多喝牛奶或羊奶，少吃肉类。牛奶是全营养食物，是各类人群春季养生的首选佳品，春季多喝奶能满足人体营养需求。

🍂 多菜少果

多吃蔬菜，少吃水果。春季以养肝为主，多吃富含维生素、纤维素和矿物质的蔬菜，如番茄、荠菜、黄瓜、萝卜等，有疏通血管和肠道的特殊功能。水果应适量，酸甜的水果中含有较多果酸，属生冷食物应少吃，如柑橘、柚子、山楂等。

🍂 多水少油

多补充水分，少吃油腻食物。冬春季节更替，常多风、干燥，加剧身体水分的流失。最简单的"排毒"方法就是多喝水，日饮水量 2000 毫升左右，有助于清洗肠道。

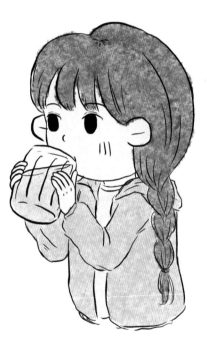

🍂 多彩少单

饮食应照顾到各脏器的爱好。多吃五颜六色的食物，少吃颜色和口味单调的食物。五脏[1]各有所爱，如心爱红、苦；肝爱绿、酸；肾爱黑、咸；肺爱白、辣；脾爱黄、甜。

---

[1] 五脏：① 西医的"脏"是以人体局部解剖位置定位划分，五脏是指心脏、肝脏、肺脏、肾脏、脾脏，是单纯的五个脏器的统称；② 中医的"脏"是以人体系统功能作用划分的，五脏是指心、肝、脾、肺、肾五脏系统的总和。

睡　眠

🍃 晚睡早起

春季昼长夜短，天黑得晚、亮得早，应顺应自然规律，提倡晚睡早起。晚睡即把平时睡觉的时间稍微推后一点，每晚 23 时至次日 6 时是春季睡眠的最好时间。

🍃 缓解春困，可午休半小时

春季容易"春困"，要缓解春困，午睡不可少，春季午睡时间应保持 15～30 分钟，时间过久则易越睡越困。

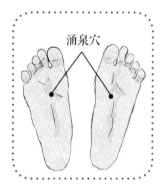

涌泉穴

🍃 难以入睡，可揉搓涌泉穴

涌泉穴位于脚掌上三分之一正中位置的凹陷处。难以入睡时，将一只脚的脚心放在另一只脚的大拇趾尖，来回做摩擦涌泉穴的动作，直到脚心发热，再换另一只脚。交替进行 10～15 分钟，有助于入睡。

🍃 早晨起床时多伸懒腰

经过一夜睡眠后，人体松软懈怠，总觉懒散而无力。若四肢舒展，伸腰展腹，全身肌肉用力，并配以深吸深呼，可解乏、醒神。伸懒腰时要使身体尽量舒展，四肢要伸直，全身肌肉都要用力，时间控制为 3～5 分钟。

高血压、心脏病患者伸懒腰时，动作要慢且不要憋气；而腰椎疾病患者不适合伸懒腰。

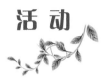

活 动

春季气温仍较低，活动时要注意防风御寒，肢体不要过于裸露，以免造成关节方面的损伤。推荐以下几项养生活动。

🍂 放风筝

放风筝是集休闲、娱乐和锻炼为一体的养生活动。风筝放飞时，人不停地跑动、牵线、控制，通过手、眼的配合和四肢的活动，可达到活动筋骨、强身健体的目的，时间控制为 30 ～ 60 分钟。中老年人放风筝时要注意保护颈部，不要后仰时间太长，可仰视和平视相交替，而有眩晕者不适合放风筝。

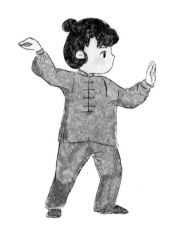

🍂 打太极拳

太极拳柔和、缓慢、刚柔并济，打太极拳不仅能改善肌肉及关节酸痛，还能通过呼吸与运动间的相互配合，达到强身健体的作用。打太极拳宜选择清晨的湖边、江边等空气清新的地方，时间控制为每次 20 ～ 30 分钟，但膝关节半月板损伤者，伤损未愈的情况下不建议打太极拳。

🍂 垂钓

春季温度渐升，水下的鱼群也变得活跃起来，适宜垂钓。垂钓能去除杂念、平心静气、舒缓神经，对于高血压、神经衰弱、消化不良者均有益处。垂钓应选择水面较小、水深在 1.5 米以下的坑塘或水面虽大但向阳的浅滩，如有水草或芦苇则更佳，时间控制为 2 ～ 3 小时。腰椎疾病、颈椎病等患者不适宜长时间垂钓。

穴位养生
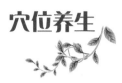

春季养生除了通过饮食、睡眠、活动的日常调养外，还可以通过穴位按摩达到养生之效。

春季养生重在养肝，可通过以下穴位进行调护。

🍃 大敦穴

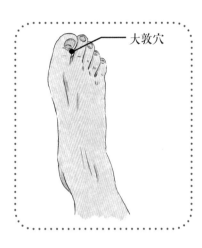

【位置】 位于大脚趾外侧的趾甲缝旁边。

【功效】 清肝明目；使头脑清晰，神清气爽。

【方法】 大敦穴可按摩，也可艾灸。可将艾绒[1]捏成麦粒状，放置于大敦穴上，点燃，待皮肤有温热感时将艾绒取下，再放置下一粒，每次5～7粒，每周1～2次。

🍃 太冲穴

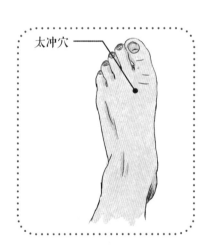

【位置】 位于大脚趾缝往脚背上约2厘米处。

【功效】 能很好地调动肝经的元气，使肝脏功能正常，对调节血压也有较好功效。

【方法】 每天晚上热水泡完脚后，用左手的大拇指点按右脚背上的太冲穴约100次，左侧亦然。

[1] 艾绒：是由艾叶经过反复晒杵、捶打、粉碎，筛除杂质、粉尘，而得到的软细如棉的物品。

🍂 肝俞穴

【位置】 位于背部脊椎旁边，第九胸椎棘突下，旁开 1.5 寸 [1]（取穴时，采用正坐的姿势，从低头时最高隆起处那块骨头算起，往下数第九个凸起，该凸起下方左右各两横指宽处，即为肝俞穴）。

【功效】 对于各种肝胆性疾病具有一定调理作用。

【方法】 坐位或俯卧位，双手拇指按压肝俞穴，按压时，一面缓缓吐气一面按压，直至局部有酸胀感为宜，每次按压约 10 分钟。

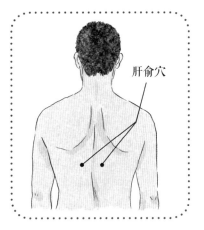

肝俞穴

---

[1] 寸：指针灸取穴比量法，本人大拇指末节横纹宽度即为 1 寸。

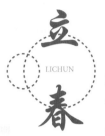

立春为每年公历 2 月 5 日前后，太阳黄经[1] 为 315 度。立春是二十四节气的第一个节气，我国习惯把它作为春季开始的节气。

🍃 立春养肝为主

💡 充分休息养肝

立春是细菌、病毒繁殖旺季，肝脏具有解毒、排毒的功能，负担最重，此时应充分休息，每天保证睡眠时间 6 小时以上，午休 30 分钟左右。

💡 拒绝大怒护肝

肝喜欢心情舒畅，生气、发怒易诱发各种肝病，"怒伤肝"就是这个道理。所以立春要尽量做到心平气和、乐观开朗，避免肝火太旺或肝气郁结，久而久之易致肝病。

💡 慢跑运动卫肝

立春进行适当的户外慢跑运动，既能使气血舒畅，又能怡情养肝，每次建议控制在 1 小时以内。但肝病患者须注意不能过于劳累，每次最好控制在 30 分钟内。

[1] 黄经：黄道坐标系的经向坐标，过天球上一点的黄经圈与过二分点黄经圈所交的球面角（天体：宇宙中各种实体的统称；天球：天文学中引进的以选定点为中心，以任意长为半径的假象球面，用以标记和度量天体的位置和运动；黄道：过天球中心与地球公转的平均轨道面平行的平面与天球相交的大圆）。

🌿 立春食疗方

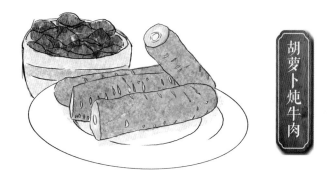

胡萝卜炖牛肉

【材料】　牛肉 250 克，胡萝卜 120 克，盐、胡椒粉、鸡精、酱油、葱、姜、蒜适量。

【做法】　牛肉焯水待用；凉水放入胡椒粉、酱油、葱、姜、蒜，开锅后放入牛肉，1 小时后倒入胡萝卜，炖约 30 分钟，出锅时放适量盐和鸡精。

【功效】　消除疲劳，增强体能。

【适宜人群】　一般人群均可食用。尤其适合体虚、筋骨酸软、贫血、久病、面黄头晕者。

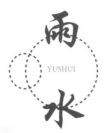

雨水 YUSHUI

雨水为每年公历 2 月 19 日前后，太阳黄经为 330 度。这时，春风遍吹、冰雪融化、空气湿润、雨水增多。人们常说："立春天渐暖，雨水送肥忙。"此时，人们开始备耕生产。

🌿 雨水更防病

雨水到来，气温回升，但此时气温忽高忽低，天气忽冷忽热，容易患上感冒、支气管炎等疾病，也会使原有的疾病加重，故不宜过早地脱掉棉衣。

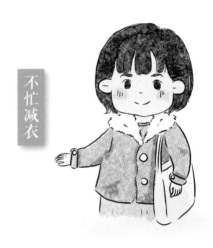

不忙减衣

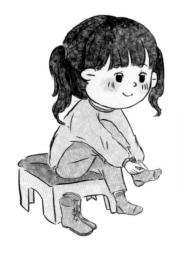

上薄下厚

春季随着气温回升，机体活动逐渐增强，一旦有冷空气入侵，易出现腰膝酸软、疼痛麻木等。雨水处于初春时节，下身的裤子、袜子、鞋子，一定要穿得厚点、暖和点，上身则可选择轻薄材质的衣服，如针织类外套。

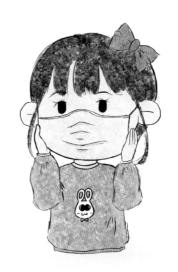

做好防护

　　雨水是春季常见病多发的节气，过敏性疾病尤为高发。特别是患有慢性支气管炎、哮喘、皮肤病者，出门要戴口罩，少去公共场合。

🍃 雨水食疗方

【材料】　粉葛 10 克，淡豆豉 10 克，葱白 3 茎，麦冬 10 克，粳米 50 克。

【做法】　将粉葛、淡豆豉、麦冬放入砂锅中，加水 500 毫升，置火上煮沸 5 ～ 10 分钟，滤去渣，于药汁中放入粳米，同煮为稀粥；将葱白洗净后切成段，于药粥将成时放入，搅拌即成；温服。

【功效】　健脾和胃 [1]，养阴生津 [2]。

【适宜人群】　肠胃功能不好所致的腹胀、解稀便、食欲不振、浑身无力容易疲倦，以及口干、眼干者。

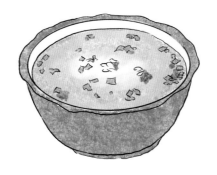 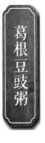

葛根豆豉粥

[1] 健脾和胃：指促进消化吸收。
[2] 养阴生津：指预防口干便秘。

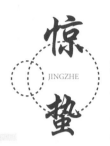

惊蛰

JINGZHE

惊蛰为每年公历 3 月 6 日前后，太阳黄经为 345 度。惊蛰时，天气转暖，春雷开始震响，蛰伏在泥土中的各种冬眠动物将苏醒过来开始活动。进入惊蛰后，人们便开始忙碌春耕了。

🍃 惊蛰防五类疾病

· 感冒和流感

惊蛰天气忽冷忽热，感冒和流感就成了"常客"，严重者甚至会引发气管炎、肺炎等疾病。

💡 老年人、儿童及体弱多病者尽量少去公共场所。易感冒者可每日早晚用淡盐水漱口；用姜末加红糖开水冲泡后，晚间睡前服用。

· 皮肤病

惊蛰天气转暖，皮肤的新陈代谢逐渐加快，皮脂和汗液的分泌逐渐旺盛。皮肤抵抗力降低，易过敏人群易出现发红、瘙痒、脱皮等症状。

💡 易过敏人群应减少与花粉、化妆品等的接触，可以吃一些预防过敏的食物，如红枣、山药、蜂蜜、胡萝卜等。

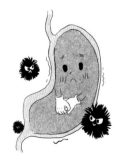

· 肠胃疾病

惊蛰雨水渐多，易导致细菌和病毒滋长，胃肠疾病易乘虚而入。

💡 要注意饮食和个人卫生，不要吃生冷食物，食物尽量加热后食用。

• 过敏性疾病

惊蛰开始，天气回暖，花粉、粉尘逐渐增多，极易诱发花粉症、支气管哮喘、过敏性鼻炎等过敏性疾病。

💡 避免与过敏原接触，减少户外活动，随身携带抗过敏药物，有哮喘病史者发病须立即就医。

• 心脑血管疾病

惊蛰冷热不定，人体血管收缩情况也极不稳定，易导致血压不稳，从而引发高血压、脑血栓、中风等心脑血管疾病。

💡 老年人是心脑血管疾病高发群体，应提前做好预防，根据气温变化增减衣物，另外注意监测血压，保持心情舒畅。

🍃 惊蛰食疗方

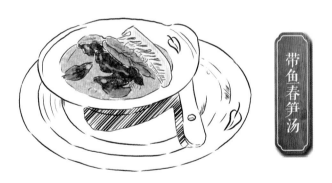

带鱼春笋汤

【材料】 带鱼 500 克，春笋 100 克，咸肉 130 克，黑木耳 16 克，黄酒 10 克，红椒 1/2 只，大葱 1 根，生姜 4 片，蒜 1/2 个，盐适量。

【做法】 带鱼洗净，切成 6 厘米的长条状；咸肉清洗，切薄片，黑木耳用温水泡发后清洗干净，大葱斜切 3 厘米的小段；春笋去壳清洗后斜切成片。铁锅预热后放油，下带鱼块文火煎至两面微黄铲起；另起油锅，放葱、蒜、姜片微煸成金黄色，倒入咸肉煸炒后加黄酒；加入煎好的带鱼，以及春笋、黑木耳和红椒；倒入热水，武火烧开后转文火煮 20 分钟左右，汤色呈奶白后下盐调味即可。

【功效】 益气健脾。

【适宜人群】 一般人群均可食用。尤其适合久病体虚、营养不良所致的头晕者。

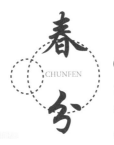

春分 CHUNFEN

春分为每年公历 3 月 21 日前后，太阳黄经为 0 度。春分以后，太阳直射位置更向北移，北半球开始昼长夜短。所以，春分是北半球春季的开始，我国大部分地区越冬作物进入生长阶段。

🌿 春分养生误区

· 滋补过甚

春分时，人体胃肠的消化功能较差，也是呼吸道疾病和慢性疾病的高发期，滋补过甚，易生口腔溃疡、口干舌燥、手心脚心发热等病症。

💡 春分进补要有原则、要适量，不能盲目进补。注意五味[1]调和，可以适当多吃富含糖、脂肪、蛋白质和维生素的食物补充能量，在饮食上适当增加苦味，如苦瓜、莴笋、芹菜、香椿等。

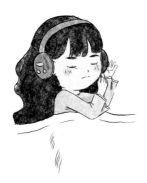

· 睡得太晚

春分过后昼长夜短，很多人 23 时后入睡，甚至熬夜，极易损伤肝脏，也易引发失眠。

💡 保证每天 6 ～ 8 小时的睡眠，同时还可按摩太阳穴、晒晒太阳、听听舒缓的音乐，有助于睡眠。

[1] 五味：指酸、苦、甘、辛、咸的统称。

- **活动不当**

所谓"三月不减肥,四月徒伤悲",春分一到,越来越多的人开始加大活动量,但活动过度易导致关节损伤。

💡 建议活动时间控制在 1 小时内为佳,且活动地点应选择清晨空气清新之处。

- **穿得太少**

春分"倒春寒"时常出现,衣着单薄的人不但容易感冒,也会增加心脑血管疾病发生的概率。

💡 上衣轻薄,裤子、鞋袜注意保暖,春分仍然需要适当"捂一捂"。

🌿 春分食疗方:山药核桃羹

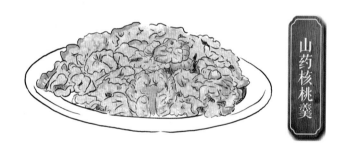

【材料】 核桃仁 15 克,山药 20 克,冰糖少许。

【做法】 将核桃仁炒香,同山药共研成细粉;冰糖放入开水中溶化成汁;将适量水加入砂锅内,煮沸,将核桃仁与山药粉、冰糖汁加入,不断搅拌,待成糊状即可。

【功效】 健脾除湿,固肾止遗 [1]。

【适宜人群】 精神疲倦、全身困倦乏力、食欲不振、解稀便,以及妇女白带夹红、淋漓不尽者等。

---

[1] 止遗:指防止早泄。

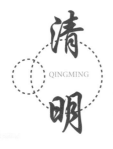

清明
QINGMING

清明为每年公历4月5日前后，太阳黄经为15度。此时气候清爽温暖，草木开始发新的枝芽，万物开始生长，农民忙于春耕。在清明节这一天，有家门口插杨柳枝条、郊外踏青及祭扫坟墓等习俗。

🍃 清明时节重舒心

清明既是一个中医养生的重要节气，又是踏青扫墓、追悼先人、悲痛伤感的祭祀节日。有心脑血管疾病、血压偏高者，应注意不要劳累或伤心，扫墓时最好有亲人陪伴。

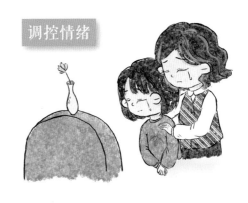

调控情绪

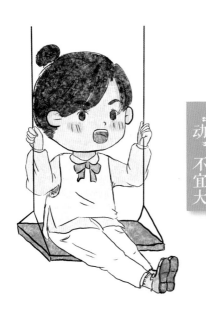

动 不宜大

清明有踏青、放风筝、荡秋千等放松身心的习俗，踏青登山一定要量力而行，不要逞强好胜而一鼓作气地爬上去，以免发生意外。

清明多雨阴湿、乍暖还寒，饮食宜温，如韭菜、红薯、白菜、萝卜、芋头等时令蔬菜，不宜食用带鱼、黄鱼、鲳鱼、蚌肉、虾、螃蟹等海产类和竹笋、芥菜、南瓜、菠菜等蔬菜类发物，容易诱发旧疾，或加重现有疾病。

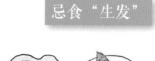
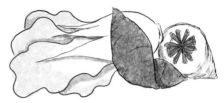

忌食"生发"

🌿 清明食疗方

【材料】 淮山药 500 克，白砂糖 125 克，淀粉 100 克，植物油、米醋、味精等适量。

【做法】 淮山药洗净，用武火蒸熟，去皮，切成 3 厘米长段，再一剖两半，拍扁待用。在锅中放植物油，待烧至七成热时，放淮山药，炸至黄色时取出。锅内留少许油，加炸好的山药、白糖、两勺水，用文火烧 5～6 分钟后，转用武火，加米醋、味精后，用淀粉勾芡，淋上熟油，装盘即成。

【功效】 健脾胃，补肺肾。

【适宜人群】 一般人群均可食用。尤其适合食欲不佳、容易疲倦、腹胀、腹泻等病症的机体虚弱者。

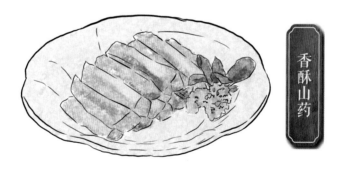

香酥山药

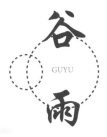

谷雨为每年公历 4 月 20 日前后，太阳黄经为 30 度。谷雨就是雨水生五谷的意思。由于雨水滋润大地，五谷得以生长，谷雨就是"雨生百谷"，是春作物播种、出苗的季节。

🍃 谷雨警惕风湿病复发

💡 家居防潮

谷雨预示着雨季的到来，这时空气水分量大，要注意防潮。尤其是风湿病患者，要注意不要久居潮湿之地，不要穿潮湿的衣服。

💡 注意保暖

谷雨意味着离夏天不远了，但早晚温差还是较大。所以，早晚外出时应注意保暖，避免吹风，多带一件稍厚的衣服，并注意关节部位的保暖，避免淋雨。

💡 吃祛湿食物

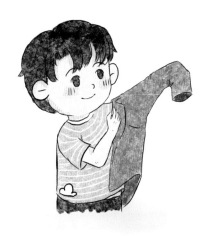

在返潮天应多吃祛湿食物，如蘑菇、豆腐或老鸭等配成的汤，有祛湿排汗的作用。

🍃 谷雨食疗方

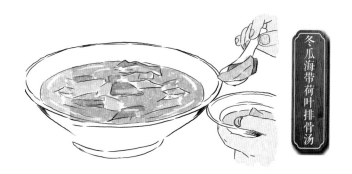

【材料】 带皮冬瓜 500～600 克, 干荷叶 5 克, 海带 50 克, 排骨 150 克,
生姜 3 片切丝, 盐适量。

【做法】 排骨洗净汆烫, 冬瓜带皮切块, 干荷叶洗净放入棉织布袋
中, 其他材料洗干净备用; 水煮沸后放入所有材料, 武火煮
10 分钟, 再转文火熬 2.5 小时, 加入少许盐调味即可。

【功效】 清热除湿, 消肿利尿。

【适宜人群】 胃口欠佳, 肢体易疲倦, 头晕头胀, 关节、肌肉酸痛,
小便量少者。

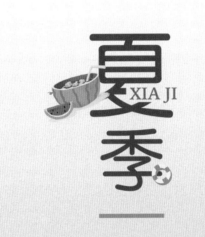

夏季
XIA JI

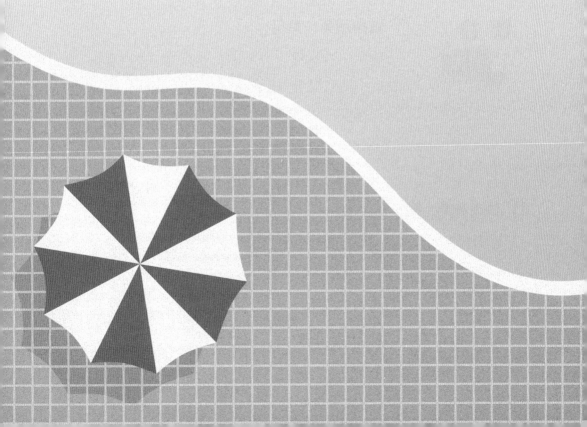

夏三月，起于立夏，止于立秋前，夏季分为立夏、小满、芒种、夏至、小暑、大暑六个节气。

夏季为四季之盛，日长夜短，内陆地区干燥酷热，沿海地区潮湿闷热，七月下旬和八月上旬常常是大雨和暴雨的集中期。

夏季气候炎热应注意防晒。外出时衣着材质以轻、薄、柔软为佳，宜穿浅色服装，透气性、吸热性越好，越能有效地帮助人体散热。夏季居处开窗通风最好选择晚上 8 时到次日 8 时。

・宜：夏季饮食应以健脾、祛暑化湿为主，可选择山药、枸杞子、鸭肉、黑豆等清淡食物。

・不宜：夏季不宜食用过多的冷冻食物，体质虚寒者不宜食用西瓜、香瓜、芒果等寒性水果，体质过敏者不宜食用芒果和鱼等。

饮食

☂ 首选蔬菜：黄瓜

夏季天气炎热，对人体最重要的影响是暑湿，暑湿侵入人体后会导致毛孔张开、过多出汗，引起肠胃功能失调，这时可多食用黄瓜。黄瓜具有生津止渴、除烦解暑、清热利水、排毒通便的作用。肝病、心血管疾病、肠胃疾病以及高血压患者不宜过多食用。

☂ 首选鱼类：鲤鱼

夏初的鲤鱼正值产卵季，这时的鲤鱼富含优质蛋白、矿物质和维生素，极易被消化吸收。夏季气候温热潮湿，适当喝些鲤鱼汤，

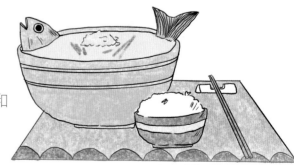

有助于祛湿开胃、利水消肿。儿童、孕妇、老年人等各类人群皆宜食用，但荨麻疹、皮肤湿疹、支气管哮喘等患者慎食。

☂ 首选菌类：木耳

木耳味甘、性平，具有润肺等功效，夏季多吃点黑木耳，既有利于排毒通便，又可增加食欲。木耳适合心脑血管疾病、结石症等患者食用，但有出血性疾病、腹泻者以及孕妇应少食。

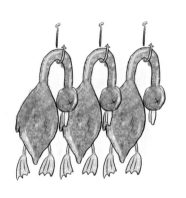

☂ 首选肉类：鸭肉

鸭肉富含人体在夏季急需的蛋白质等营养物质，适合体质虚弱、食欲不佳、大便干燥和水肿者食用。但慢性肠炎患者应少食。

☂ 首选谷类：薏仁

薏仁性味甘淡微寒，富含维生素 B_1 和多种氨基酸，有利水消肿、健脾、清热等功效。孕妇、消化不良者不宜食用。

☂ 首选粥类：绿豆粥

绿豆粥具有清热解毒、消暑等作用，是夏季人们较喜欢的食物。但寒凉体质者，如四肢冰凉乏力、腹泻便稀者等不宜食用；老年人、儿童及体质虚弱者也不宜过多食用。

☂ 首选饮品：酸梅汤

酸梅汤由乌梅、山楂、桂花、甘草、冰糖组成，有止渴、安神的功效，是夏季消暑解渴的饮品首选，老少皆宜，但有胃病者不宜多饮。

☂ 首选瓜类：西瓜

西瓜具有清热、解暑、止渴等功效，夏天出汗多，适当吃些西瓜，能补足丢失的水分。肾功能不全、产妇以及糖尿病患者不宜食用。

睡 眠　　夏季天气炎热，不少人睡眠质量不好，很多人喜欢睡觉时开着电风扇、空调，睡醒后却感到腰酸背痛，严重者还会有头痛等症状。因此，夏季睡眠应注意以下几点。

☂ 忌在空调出风口睡觉

夏季天气炎热，很多人喜欢在空调出风口睡觉，容易引起感冒、头疼等症状，严重者甚至出现面瘫，所以最好避免在空调出风口处睡觉，同时也不宜选择过堂风口之处。

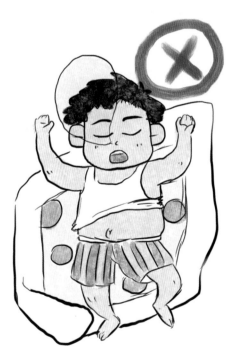

☂ 忌袒胸露腹睡觉

袒胸露腹睡觉容易受凉，因此，无论天气多热，都要在胸腹部盖上一层薄被子或毯子，以免受凉后导致腹痛、腹泻。

☂ 忌用冷水擦凉席

凉席本身并不干燥，如再用冷水擦拭，将会增加床的湿度，使床成为各类霉菌及细菌的滋生地。建议使用热水擦拭凉席，擦拭后用电风扇将其吹干。

☂ 忌入睡后开空调、电风扇

入睡后人体血液循环往往会减慢，抵抗力也相对较弱，长时间开着空调或电风扇睡觉，极易受凉。

活 动

夏季天气日渐炎热，贸然进行不恰当的活动，反而适得其反。所以，入夏后宜选择体能消耗少、技术要求低、时间适宜的活动。具体推荐以下几项活动。

☂ 散步

夏季散步应注意选择在树阴下或者有风的河边、海边或公园的林荫道，时间控制在1小时内。适宜中老年人和体质稍弱者，但高血压患者早晨血压最高，傍晚相对稳定，建议此类人群选择晚饭后散步；糖尿病患者不能饿肚子散步，易导致低血糖；冠心病患者散步速度要慢，以免心律失常。

☂ 瑜伽

瑜伽四季皆宜，夏季练习瑜伽更有益身心，缓解因天气炎热而带来的焦虑，练习瑜伽应选择通风、凉爽之地，时间控制在45～60分钟。有脊椎病、腰椎间盘突出、骨关节病、骨性关节炎等疾病者，练习瑜伽时应尤其慎重，练习前应当咨询专科医师。

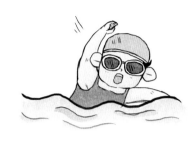

🏖 游泳

　　夏季是游泳的最佳季节，游泳具有减肥、降低胆固醇、增强心血管功能等作用。游泳消耗体能较大，时间应控制在 2 小时内。患有心脏病、糖尿病、肺病等疾病者应在听取医生建议后方可游泳，以免发生意外。

🏖 室内羽毛球

　　室内羽毛球因无日晒烦恼，而成了夏季活动的理想选择之一。打羽毛球不仅强身健体、减肥塑身、预防颈椎病，还可促进新陈代谢，使体内毒素随汗排出。活动时间可根据自身情况而定，青少年以40～50分钟为宜，老年人和体弱者以20～30分钟为宜。患有心血管疾病者，剧烈运动会加重病情。

穴位养生

　　夏季天气炎热，此时人体心气 [1] 旺盛，出汗多，因此养心尤为重要。

🏖 膻中穴

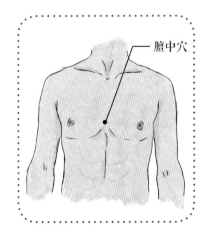

膻中穴

【位置】　位于前胸两乳头连线的中点上。

【功效】　按摩膻中穴，对心、肺、胃之功能有调节作用。

【方法】　先用大拇指按揉膻中穴3分钟，由轻到重，以能承受为度，或艾炷 [2] 灸膻中穴5～7壮，或艾条 [3] 灸10～20分钟。按摩膻中穴时配合按摩内关穴（见下文）效果会更好。

[1] 心气：泛指心的功能活动，也可特指心脏推动血液循环的功能。
[2] 艾炷：是用手工制成的圆锥形艾绒小团，炷高约1厘米，炷底直径约0.8厘米。
[3] 艾条：是用棉纸包裹艾绒制成的圆柱形长卷，一般长约20厘米，直径约1.2厘米。

☂ 至阳穴

【位置】 位于背部第七、八胸椎棘突之间，约与肩胛骨下角相平。

【功效】 心脏不适、胸口发紧时，可按摩至阳穴，以利于心脏供血。

【方法】 可取小型刮痧板，用右手食指拇指夹持，以刮痧板的横缘抵住至阳穴，予以重压，以局部有酸胀感为度，5～10分钟为宜。

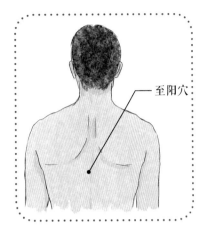

至阳穴

☂ 内关穴

【位置】 位于手掌面关节横纹的中央，往上约三指宽的中央凹陷处。

【功效】 按摩内关穴，能缓解心悸、胸闷、胸痛，也可缓解失眠。

【方法】 心悸或胸闷时，按压内关穴，以症状缓解为度，也可于每日睡前按压双侧内关穴100次，以帮助入睡。

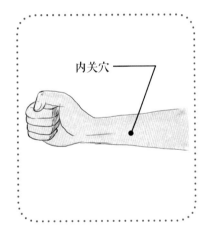

内关穴

LIXIA

立夏为每年公历 5 月 6 日前后，太阳黄经为 45 度。立夏是夏季的开始，万物旺盛。人们习惯上把立夏当作气温显著升高、炎暑将临、雷雨增多、农作物进入生长旺季的一个重要节气。

立夏养生重养心

闭目养神其实也是在养心，所以立夏除了午睡外，还可通过静坐、梳头养心。

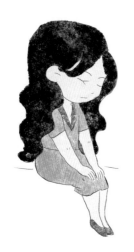

静坐

每天上午 11 时至下午 1 时，让心脏休息一下是很养心的。如果没有条件午睡，可选择在办公室，或机场、车站等有座椅处静坐 3 分钟，以达到养心的目的。

梳头

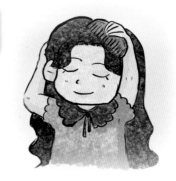

梳头可以刺激头部的穴位，可疏通经络、调节神经功能，还能预防失眠、眩晕、心悸等。可每天用手指梳头 3～5 次，每次不少于 3 分钟或 5 分钟，晚上睡前可再做 3 次。

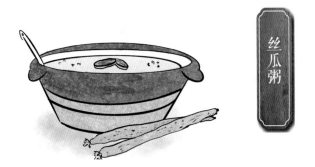

丝
瓜
粥

【材料】　丝瓜 100 克，粳米 200 ～ 300 克，盐、味精等调味品适量。

【做法】　将丝瓜去皮后切成小块待用。将粳米熬成粥，起锅前，放入
切块的丝瓜，再煮开几分钟，加入适量调味品即可。

【功效】　清暑化痰。

【适宜人群】　一般人群均可食用。尤其适合口干、咳嗽咳痰、产后乳
汁不通者。

小满为每年公历 5 月 21 日前后，太阳黄经为 60 度。从小满开始，大麦、冬小麦等夏收作物已经结果，但尚未成熟，故称小满。小满后，北方各地的小麦即将成熟，而黄淮流域的冬小麦将开镰收割。

☂ 小满时节"健脾祛湿"

小满后雨水渐多，人体的脾易受"湿邪"影响，这时饮食调理应注意健脾祛湿，以清爽清淡的素食为主，可多食赤小豆、薏仁、绿豆、冬瓜、山药、鲫鱼、酸梅汤、萝卜子等。

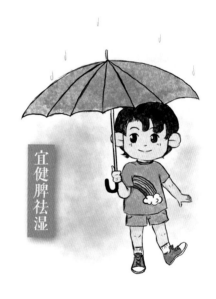

宜健脾祛湿

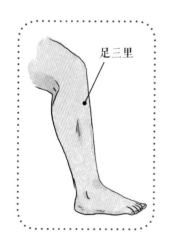

足三里

按揉足三里穴

小满雨水较多，此时养生的重点即祛湿，按摩足三里穴有利于人体水分的运行和排泄，具有防治疾病、强身健体的作用。用拇指着力于足三里穴，垂直用力，以酸胀为度，如此每天反复操作 5 ~ 10 次即可。

🏖 小满食疗方

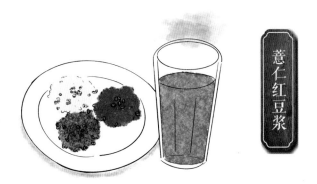

【材料】 绿豆 20 g，红豆 20 g，薏仁 30 g。

【做法】 绿豆、红豆、薏仁分别淘洗干净，用清水浸泡 5 小时至软；将泡好的绿豆、红豆、薏仁一同倒入全自动豆浆机中，加入适量水做成豆浆食用。

【功效】 健脾利湿，清热解毒。

【适宜人群】 口苦口渴、食欲不佳、小便黄赤，以及阴囊湿痒者。

芒种为每年公历 6 月 6 日前后,太阳黄经为 75 度,芒种即表明小麦等有芒作物成熟。芒种前后,我国长江中下游地区雨量增多、气温升高,进入连绵阴雨的梅雨季节。

☂ 芒种重"三防"

💡 防湿疹

芒种雨水逐渐增多,尤其南方空气湿度大,易生湿疹。凡急性发作的湿疹其发病原因不外湿、热、毒三种。所以芒种时应不吃辛辣刺激、油炸类食物,不饮浓茶、咖啡,杜绝熬夜。

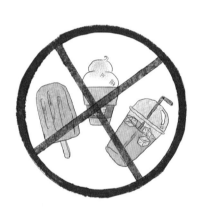

💡 防伤脾

芒种天气较热,人们为了追求凉爽而过度吃生冷食物等,极易伤脾。此时应吃扁豆、胡萝卜、南瓜等温性食物,且少量食用冷饮。

💡 防热伤风

芒种后雨水渐多,暑热夹杂,易患热伤风。热伤风的常见症状为流涕、鼻塞、打喷嚏、发热、头痛等,有的患者还会出现呕

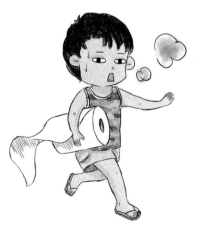

吐、腹泻等症状。此时在饮食上可饮绿豆汤、金银花露、菊花茶、芦根茶以清热解暑。同时忌食油腻、酸腥、麻辣的食物。慎用补品，发热时不要吃人参及冬虫夏草、鹿茸等温性补品，也不要吃羊肉、狗肉。

☂ 芒种食疗方：鲜藕蛋羹

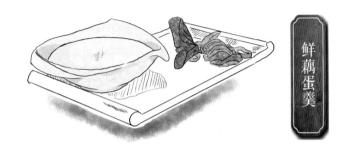

【材料】　鲜藕 500 克，鸡蛋 2 个，猪油少许，盐等调味品适量。

【做法】　将鸡蛋打入碗内调匀，将鲜藕榨成汁，将鸡蛋液倒入鲜藕汁中，加入少许猪油、盐等调料味品，最后将盛有鲜藕鸡蛋汁的碗放在蒸笼上，武火蒸 10 分钟即可。

【功效】　滋阴补血，健脾生津。

【适宜人群】　体虚易出虚汗、手心脚心等潮热者，以及产后体虚者。

夏至为每年公历 6 月 21 日前后，太阳黄经为 90 度。这一天是北半球白昼最长、黑夜最短的一天，从夏至起，进入炎热季节，大地万物在此时生长最旺盛。过了夏至，太阳逐渐向南移动，北半球白昼缩短，黑夜加长。

夏至重养生

"子"是指子时，即夜间 23 时至凌晨 1 时，"午"是指午时，即 11 ～ 13 时。在"子午"时间段内，机体各系统和器官处于需要调节、休整的状态，睡眠效果最佳，有缓解身体疲惫的作用。

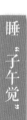

睡"子午觉"

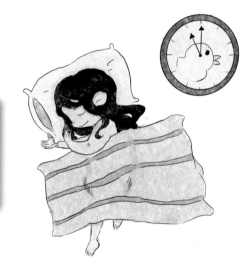

多吃"苦味"

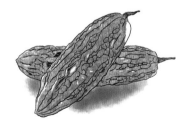

人体肠胃受到炎热天气的刺激，消化功能相对较弱，饮食应以清淡为主。但夏至还要多吃有"苦"味的食物，如苦瓜、莲子心等。有助于清热、祛燥湿、止痒。但苦味的食物大多性寒，体弱者不宜多吃。

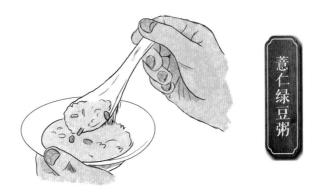

薏仁绿豆粥

【材料】 薏仁 200g，绿豆 100g，小米适量。

【做法】 薏仁在煮之前以温水浸泡 2～3 小时，绿豆最好也浸泡 1～2 小时，然后加入同等分量小米煮粥即可。

【功效】 健脾化湿，清热解暑。

【适宜人群】 暑热天气之胸闷、烦躁不安、口渴者，也适用于腹泻、水肿，小便不畅，以及四肢肌肉关节紧张、僵硬者。

小暑为每年公历 7 月 7 日前后，太阳黄经为105 度。此时，天气已接近炎热，但未到最热之时，故称为小暑。

☂ 小暑养生重敷贴

"冬病夏治"是我国传统中医药疗法中的特色疗法，是指对于一些在冬季易发生或加重的疾病，在夏季给予针对性的治疗，以提高机体的抗病能力。冬病夏治中最常用的方法为中药穴位敷贴，中药穴位敷贴应注意以下几点。

• 适宜敷贴的疾病

心脑血管系统疾病：头痛、高血压、冠心病、心绞痛等。

消化系统疾病：慢性胃炎、消化性溃疡、胃肠功能紊乱、慢性结肠炎、慢性腹泻、消化不良等。

呼吸系统疾病：慢性支气管炎、肺气肿、肺源性心脏病、支气管哮喘、慢性阻塞性肺疾病等。

女性生殖系统疾病：月经不调、痛经、慢性盆腔炎等。

过敏性疾病：变应性鼻炎、慢性变应性咽炎、慢性荨麻疹、过敏性鼻炎等。

骨关节疾病：颈椎病、肩周炎、慢性腰肌劳损、四肢关节炎等。

• 敷贴时间

在每年小暑后三伏天 [1] 当天敷贴，每 10 天贴 1 次。根据个人体质或对经络和穴位的敏感度不同而时间各异，儿童每次 0.5～1 小时，成人 2～4 小时。

• 注意事项

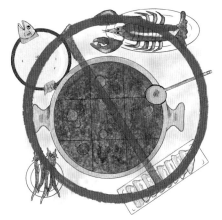

禁忌人群：孕妇、1 岁以下儿童、敷贴局部皮肤有损者不宜敷贴，正在发热者也不宜敷贴。

敷贴后禁忌：忌食生冷、辛辣、油腻、海鲜等食物，同时敷贴当天最好不要洗澡，且避免电风扇直吹或在温度过低的空调房间久待。

敷贴后护理：敷贴后，部分患者局部可能出现麻木、温、热、痒、针刺、疼痛等感觉，属于药物吸收的正常反应。如果难以忍受，须及时取下药物，并用清水冲洗局部。如局部出现水泡属正常现象，轻者可自抹万花油，若水泡溃破可自行涂紫药水，结痂后待自然去痂，注意防感染。若局部反应严重者，应及时到医院处理。

☂ 小暑食疗方

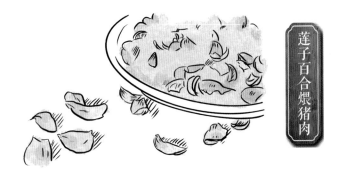

莲子百合煨猪肉

---

[1] 三伏天：指一年内气温最高、湿度最大的时候，分为初伏、中伏和末伏，其中初伏和末伏均固定为 10 天，中伏有的年份 10 天，有的年份 20 天。伏期开始称入伏或交伏，伏期结束称出伏。

【材料】 莲子 50 克，百合 50 克，猪肉 200 克，盐、葱、姜适量。

【做法】 将猪肉切成小块，把莲子、百合放入锅内加水，再加入盐、葱、姜，用武火煮沸后，转用文火炖 1 小时即成，食莲子、百合、猪肉，喝汤。

【功效】 清心除烦，宁心安神。

【适宜人群】 心烦，失眠多梦，长期腹泻、解稀便，男性遗精，腰膝酸软，女性白带夹血丝者，以及咳嗽、痰中带血、体虚心烦不安者。

大暑为每年公历 7 月 23 日前后，太阳黄经为 120 度。大暑是一年中最热的节气，正值中伏前后，我国长江流域的许多地方常出现 40℃的高温。大暑雨水多，应注意防汛防涝。

☂ 大暑防中暑是关键

• 中暑的症状

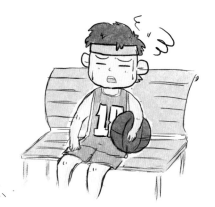

中暑分先兆中暑、轻度中暑和重度中暑。先兆中暑表现为大量出汗、口渴、四肢无力、恶心等，体温正常或略高，一般不超过 37.5℃；轻度中暑表现为面色潮红、头痛、胸闷、多汗、口渴、心慌乏力等，体温升高到 38℃以上，血压下降、脉搏加快等；重度中暑除上述症状外，可能还会出现昏倒或痉挛，或皮肤干燥无汗，体温在 40℃以上。

• 中暑的高发人群

主要包括在高温[1]下作业、暴晒又无法及时补充水分的人群，体质较差的老年人、儿童，以及本身患有糖尿病、心脑血管疾病、代谢性疾病等基础疾病者。还有一些长期在低温空调室内，突然进入室外高温环境的人群。

• 中暑的处置

迅速离开引起中暑的高温环境，选择阴凉通风的地方休息。多饮

[1] 高温：指地市级以上气象主管部门所属气象台站向公众发布的日最高气温 35℃以上的天气。

用一些含盐分的清凉饮料，也可在额部、颞部涂抹清凉油、风油精等，或服用人丹、十滴水、藿香正气水等中药。如果出现血压降低、虚脱时应立即平卧，及时送到医院治疗。

• 中暑预防

💡 做好外出前准备工作

① 夏季外出时要备好防晒用具和做好防护工作。老年人、孕妇、慢性疾病患者，特别是有心血管疾病者尽可能减少外出活动。② 衣服尽量选用棉、麻、丝类的织物，应少穿化纤类服装。③ 准备充足的水、饮料和防暑降温药品，如人丹、十滴水、风油精等，以备应急之用。

💡 保证充足的水分

① 高温作业人员应及时补充水分，多饮清凉盐开水、绿豆汤、酸梅汤等，弥补人体因出汗而失去的盐分。② 可食用生菜、黄瓜、番茄、桃子、杏、西瓜、甜瓜等蔬果，以及乳制品。

💡 合理安排工作

大暑时节，要合理安排作息时间，做到早出工、晚收工，适当延长中午休息时间。

☂ 大暑食疗方

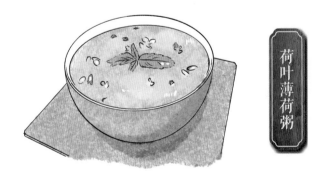

荷叶薄荷粥

【材料】　鲜荷叶 1 张，薄荷 30 克，粳米 100 克，冰糖适量。

【做法】　将鲜荷叶洗净、切碎，薄荷洗净，两物加适量清水用中火煮后取汁，倒入粳米煮粥，然后加冰糖，即可食用。

【功效】　清热消暑。

【适宜人群】　心烦口渴、食欲不佳、食少腹胀者。

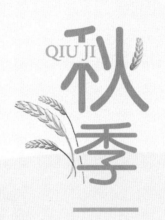

QIU JI

秋季

秋三月，起于立秋，止于立冬前，秋季分为立秋、处暑、白露、秋分、寒露、霜降六个节气。

秋季是夏冬两季的过渡时期，气温由热向寒转变，空气湿度降低，昼夜温差增大，北方受冷空气侵入，天气凉爽，南方常有绵绵秋雨出现。

秋季天气转凉，衣被添加进度应缓，可有意识地让身体"冻一冻"，尤其是老年人。

· 宜：润肺和"酸味"的食物，如山药、莲藕、杏仁以及山楂、柚子、石榴等。

· 不宜：葱、姜、蒜、韭菜、芥末等辛味食物。

饮食

宜润肺忌寒凉

要以防秋燥、滋阴润肺为基本原则，宜食润肺的食物，如蜂蜜、梨、百合、莲子、银耳、木耳等食物。少食寒凉性水果，如西瓜、山竹等。同时，要多喝温水，每天应适时饮水，饮水量可达到 2500 毫升。

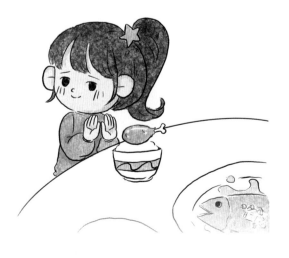

忌随意"贴秋膘"

一到秋季，民间流行"贴秋膘"，以储备热量，应对冬季的寒冷。但秋天不宜随意进补，以免加重脾胃负担，引起消化功能紊乱，尤其是脾胃功能较弱的老年人和儿童要注意不可随意"贴秋膘"。

睡眠

经过漫长、炎热的夏季，人体易出现体液平衡失调、肠胃功能减弱、心血管系统负担加重等，而使身体处于过度消耗的状态。进入秋季，人体则进入到了一个周期性的休整阶段，为更好适应季节变化，睡眠应注意以下几点。

晚上 11 时前睡

秋季万物萧条，人的起居在此时应随气候进行相应的调整。尤其入夜之后，气温下降快，应早睡早起，尽量在晚上 11 时前睡觉，早晨早起床。

选对被褥

秋季天气逐渐变凉，盖被不需要太厚，建议选择质地轻薄易保暖兼有吸湿吸汗之功效的羽绒被。

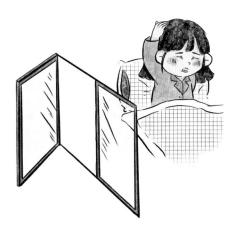

勿开窗正对风口睡觉

秋夜天凉，开窗正对风口睡觉易使人感到头昏脑胀，甚至引起偏头痛等。尽量不要开窗睡觉，睡前开窗通风即可。

脚部保暖

脚部被称为人体的第二心脏，在脚部有众多的穴位以及经脉，秋季夜晚气温低，睡觉时要注意脚部保暖，以确保血液循环，尤其是心脏血液的流动顺畅。

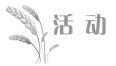

活 动

"秋高气爽"，秋季是人们锻炼身体的黄金季节，每天活动 30 分钟左右，有益身体健康。活动时最好选择透气、散湿性较好的衣服，活动前 2 小时可先喝 300 ~ 500 毫升水。具体推荐以下几项活动。

🚩 爬山

爬山能增加肺通气量和肺活量，增强血液循环。建议每周爬山 1 次，每次 30 ~ 60 分钟，每爬 20 分钟，最好休息几分钟。此外，气温较低时，可以戴一个护膝，但切忌太紧；爬山后注意保暖，可以通过热敷、泡脚等方式改善关节酸痛。

禁忌人群：① 患有运动障碍慢性疾病者，如关节病等；② 患有呼吸系统慢性疾病者，如严重的肺心病、慢性气管炎等；③ 患有循环系统慢性疾病者，如高血压、冠心病、慢性冠状动脉供血不足等；④ 患有其他疾病者，如慢性肾炎、血液病、糖尿病伴合并症、痛风、红斑狼疮等。

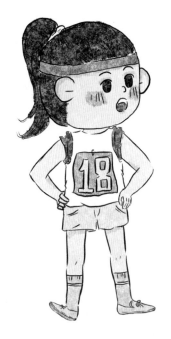

🚩 长跑

长跑[1] 能增强血液循环，改善心功能、脑的血液供应和脑细胞的氧供应，还能有效地刺激代谢，增加能量消耗。建议每周坚持 2 次长跑。

禁忌人群：有潜藏疾病者，主要是心脑血管疾病；平时无体育锻炼者，如果运动量大大超出平时负荷，产生运动过度紧张，可能会造成猝死或者其他运动伤害；轻度活动就有胸闷、头痛、头晕等不适症状者；老年高血压和糖尿病患者。

[1] 长跑：指路程为 5 千米及以上的长距离跑步。

🌾 骑行

骑行能预防大脑老化，提高神经系统的敏捷性，还能提高心肺功能，锻炼下肢肌力，增强全身耐力每周坚持 2～3 次骑行，每次 3～5 千米。需要注意的是，高血压、冠心病、疝气、癫痫、脑震荡后遗症等疾病患者不宜骑行；男性不适合将骑行当做长期锻炼的项目，这是因为自行车车座窄小，若长时间骑行，男性睾丸、前列腺等器官会因受到长期挤压而出现缺血、水肿、发炎等症状；正处于生长发育阶段的青少年也不适宜骑行，若选用车把较低的自行车长时间骑行，可能会影响脊柱的弯曲度，影响形体发育。

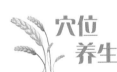
穴位养生 进入秋季，空气逐渐干燥，此时最容易造成肺的损伤，因此，秋季宜养肺润肺。

🍂 迎香穴

【位置】 位于鼻翼旁约 0.2 厘米的鼻唇沟中。

【功效】 养肺润肺。

【方法】 将两手拇指外侧相互摩擦，有热感后，用拇指外侧沿鼻梁、鼻翼两侧上下按摩约 60 次后再按摩鼻翼两侧的迎香穴 20 次，每天早晚各做 1～2 组。

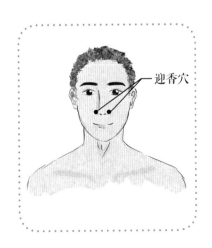

迎香穴

肺俞穴

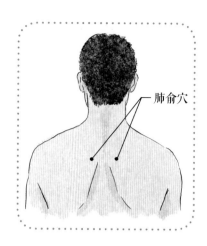

【位置】 位于背后第三胸椎棘突下，左右旁约两指宽处。

【功效】 可舒畅胸中之气，健肺养肺，且可疏通脊背经脉，预防感冒。

【方法】 每晚临睡前端坐在椅子上，两膝自然分开，双手放在大腿上，头正目闭，全身放松。吸气于胸中，两手握成空心拳，轻叩肺俞穴数十下，同时用手掌在背部两侧由下至上轻拍，持续约 10 分钟。也可艾炷灸 5～7 壮，艾条灸 10～20 分钟，局部有温热感为度。

列缺穴

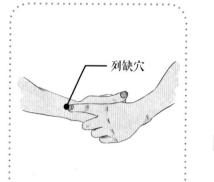

【位置】 双手虎口平直交叉，一手食指按在另一手桡骨茎突上，指尖下凹陷处即为列缺穴。

【功效】 调理肺气，常用于治疗咳嗽、气喘、慢性阻塞性肺疾病等。

【方法】 可将艾绒捏成麦粒状，放置于列缺穴上点燃，待皮肤有温热感时取下，再放置下一粒，每次 5～7 粒，每周 1～2 次。

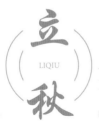

立秋 LIQIU

立秋一般在每年公历 8 月 8 日前后，太阳黄经为 135 度。立秋预示着炎热的夏季即将过去，秋季即将来临。立秋后，气温逐渐下降。

🍃 立秋以养肺为主

💡 最佳养肺时间：上午 7～9 时

上午 7～9 时是肺功能最强之时，此时进行慢跑等运动，能强健肺功能，但患有高血压、心脏疾病、气喘等人群，应适当减少运动量。

💡 最简单养肺法：用一杯热水

将热水倒入茶杯中，用鼻子对准茶杯吸入蒸汽，每次约 10 分钟，可早晚各 1 次，有润肺之效。

💡 最有效养肺法：主动咳嗽

立秋后，每日早晚可选择面对空气清新处，深呼吸后主动咳嗽，以清除呼吸道及肺部吸入的粉尘、有害气体、金属微粒以及工业废气中的毒性物质等，减少对肺部的损害。

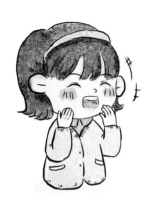

💡 最便捷的养肺法：笑口常开

大笑能使肺扩张，大笑的同时还会不自觉地进行深呼吸，使呼吸更通畅。

立秋养生食疗方

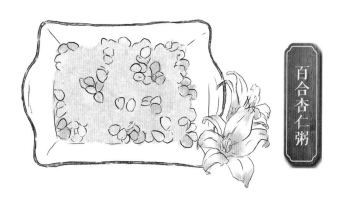

百合杏仁粥

【材料】 百合 10 克，杏仁 6 克，粳米 100 克，白糖少许。

【做法】 先将粳米以武火煮沸，然后在半熟的粳米锅内加入百合、杏仁、白糖，以文火煮沸即成。

【功效】 滋阴润肺，清心安神。

【适宜人群】 咳喘、便秘、失眠心烦、多梦者。

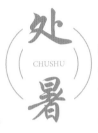

处暑一般在每年公历 8 月 23 日前后，太阳黄经为 150 度，处暑即为"出暑"，意味着即将进入气象意义的秋天，处暑后，我国黄河以北气温逐渐下降。

处暑防燥是关键

处暑后皮脂腺、汗腺分泌减少，加上空气干燥，皮肤易失去水分，而出现脱皮、瘙痒等症状。

💡 多饮水，多食用苹果、柚子、橘子等水果，室内可使用加湿器，将湿度调节到 40 %～60 %。除特殊情况外，尽量避免每天洗澡，可隔天洗一次，洗澡时水温控制在 34～36 ℃，时间不宜超过 5 分钟。

皮肤干燥，浑身瘙痒

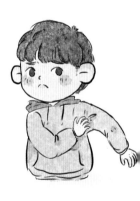

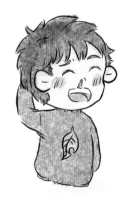

上火、便秘、眼睛干涩、流鼻血

处暑后身体易缺水，鼻腔黏膜干燥，易引起上火、便秘、眼睛干涩、流鼻血等症状。

💡 除清淡饮食外，每天应喝 2500 毫升水，另外可使用防裂唇膏滋润鼻腔，并在医生指导下使用眼药膏来滋润眼睛。

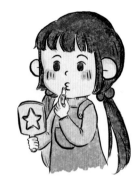

口角干裂

处暑后气候干燥，口角周围皮肤黏膜易干裂，病菌乘虚而入造成感染，从而引发口角炎。

💡 多食用富含 B 族维生素的食物，如瘦肉、禽蛋、牛奶、豆制品、胡萝卜、新鲜绿叶蔬菜等。口角干裂时，可使用润唇膏滋润嘴唇，不要舔唇，以免加重口角干裂，进一步诱发口角炎。

处暑养生食疗方

【材料】 沙参 15～30 克，粳米 50 克，冰糖适量。

【做法】 先将沙参捣碎，加水煎取药汁后去渣，然后将药汁与粳米同入砂锅，再加水适量，以文火煮粥，待粥煮沸时，加入冰糖稍煮片刻即可。

【功效】 养阴清肺，益胃生津。

【适宜人群】 干咳、声音嘶哑、咽干舌燥者。

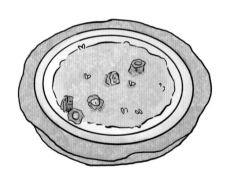

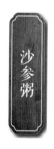

沙参粥

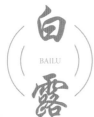

白露
BAILU

白露一般在每年公历9月8日前后，太阳黄经为165度。白露后秋意渐浓，天气转凉，昼夜温差可达10℃。

白露养生做好"三防"

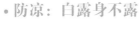

• 防凉：白露身不露

白露后，天气转凉，早晚温差较大，如果衣着过于单薄或者裸露四肢，极易诱发感冒或导致旧疾复发。

• 防病：心脑血管疾病

白露早晚温差进一步加大，心脑血管疾病患者应在医生指导下根据病情调整用药，并注意休息，做好保暖工作，避免感冒诱发急性心脑血管疾病。抵抗力不佳的中老年人也要注意防护，以免因早晚低温使外周血管收缩、血压升高而诱发心脑血管疾病。

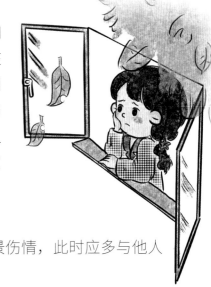

• 防悲：谨防悲秋来袭

白露后，花草树木开始凋谢，人们易触景伤情，此时应多与他人沟通交流，保持愉快舒畅的心情。

白露养生食疗方

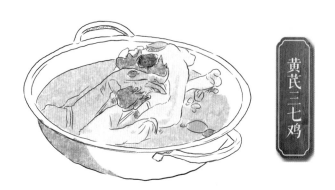

黄芪三七鸡

【材料】 黄芪 60 克，三七 10 克，仔母鸡 1 只，料酒 10 克，盐适量。

【做法】 把黄芪洗净切片，放入砂锅，再将干净的仔母鸡加进砂锅，加水 1500 毫升，加料酒，武火煮沸，撇去浮沫，加盐少许，文火炖至鸡肉烂熟后再去掉黄芪、三七等渣。

【功效】 补气健脾，活血化瘀。

【适宜人群】 浑身无力、食少解稀便、水肿、咳嗽、哮喘、骨折后期恢复者。

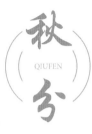

秋分为每年公历 9 月 23 日前后，太阳黄经为 180 度。秋分当日，北半球昼夜几乎相等，秋分后，太阳直射位置继续由赤道向南半球推移，昼短夜长的趋势愈发明显。

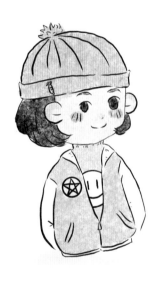

秋分保护好六个部位

• 头部

寒冷空气若入侵头部，易引起感冒、鼻炎、头痛、牙痛、三叉神经痛[1] 等。

💡 在气温突降而需要外出时，可戴上帽子，为头部保暖。每天清晨可梳头百余次，使头皮微热，有利于头部气血通畅。秋分时，晚上最好不要洗头。

• 口鼻

鼻是空气进出的通道，寒气进入肺部，易出现恶心、呕吐、咳嗽、吐痰、鼻塞、打喷嚏等。

💡 空气质量不好时，出行建议戴口罩加强防护，平时注意清理呼吸道，避免异物或粉尘刺激口鼻。

• 颈部

颈部上承头颅，下接躯干，是人体的要塞。颈部受凉，易使大脑供血不足诱发头晕等症状。

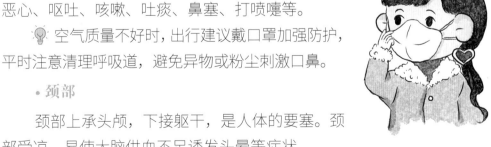

[1] 三叉神经痛：人体总共有十二对脑神经，三叉神经就是其中一对，也是最粗的一对，其主要作用是将面部的感觉传入大脑。当三叉神经发生病变时，人们会感到一侧面部反复、阵发性的剧烈疼痛，称为"三叉神经痛"。

💡 穿立领装，外出戴围巾。

• 腰部

腰部受寒，易引发疼痛，导致全身乏力。

💡 双手搓腰，两手对搓发热后，按摩腰部早晚各 1 次，每次 50 ～ 100 遍。

• 背部

背部受寒，时间一长可引起颈椎病、肩周炎、腰椎间盘突出、腰肌劳损及慢性腰腿痛等。

💡 注意背部的防寒和保暖。

秋分养生食疗方

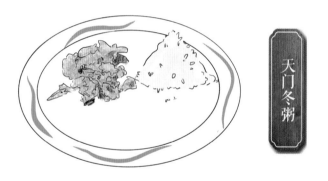

天门冬粥

【材料】 天门冬 20 克，粳米 100 克，冰糖适量。

【做法】 将天门冬捣碎，放入砂锅内，加水煎取浓汁，去渣；将粳米洗净，放入砂锅内，加适量水，大火煮沸，改为小火煮约 30 分钟成粥，加入冰糖调味即成。

【功效】 滋补润肺，养肺生津。

【适宜人群】 干咳痰少、咽喉痛、声音嘶哑、眩晕、耳鸣、腰膝酸软及便秘者。

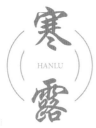
寒露
HANLU

寒露一般为每年公历 10 月 9 日前后，太阳黄经为 195 度。寒露后，天气从凉爽向寒冷过渡，气温更低了。

寒露养生驱寒为主

寒露过后，气温逐渐降低，此时要注意足部保暖，选用质地舒适、保暖效果好的鞋袜。同时，可以每天晚上睡觉前采用热水泡脚，泡脚能促进足部的血管扩张、血流加快，缓解疲劳。建议泡脚时长 40 分钟，水温控制在 40 ℃左右，可加入生姜、陈皮等。

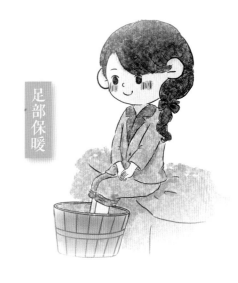

足部保暖

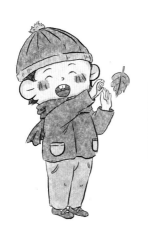

适时添衣

寒露后，老年人、儿童和体质较弱者应逐渐增添衣服，最好厚薄搭配，以保暖为主。

轻松活动

寒露时进行轻松的活动有利于改善血液循环，对消化吸收能力也有帮助，如慢跑、瑜伽等。

寒露养生食疗方

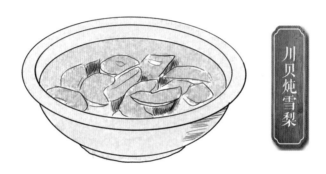

川贝炖雪梨

【材料】 雪梨 800 克，川贝 10 克，冰糖 10 克。

【做法】 将雪梨去皮去核后与川贝同放入碗内，加入冰糖炖 1 小时左右即可。

【功效】 润肺止咳。

【适宜人群】 干咳无痰、久咳者。

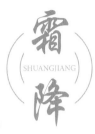

霜降 SHUANGJIANG

霜降为每年公历 10 月 24 日前后，太阳黄经为 210 度。霜降是秋季的最后一个节气，天气已冷，也意味着冬天即将到来。

霜降养生三妙招

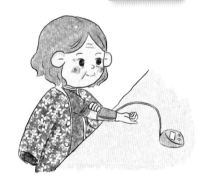

防寒保暖

霜降节气最低气温可达零摄氏度左右，气候由凉转冷，此时要注意防寒保暖，尤其是易感冒、体质较弱的老年人和小儿，应适时增添衣物，以免寒风入侵，导致生病。除此之外，呼吸系统疾病患者防寒重点部位在背部，要注意背部的保暖；心脑血管系统疾病患者除了每日监测血压、按时服药外，不要盲目追求"秋冻"。

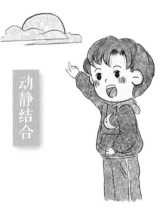

动静结合

霜降后，气温越来越低，最好等太阳出来后出门锻炼，每次运动前，一定要做好充分的准备活动，注意动与静的合理结合。

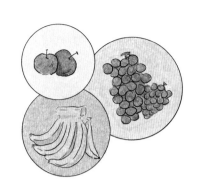

调理饮食

霜降寒凉又干燥，胃肠道对寒冷的刺激非常敏感，可多吃芝麻、蜂蜜、银耳、青菜等食物，以及苹果、葡萄、香蕉等水果。

🍃 霜降养生食疗方

【材料】 栗子 150 克，小米 200 克。

【做法】 武火煮沸米粥后，用文火开盖继续煮 10 分钟；将栗子捣碎放入锅里，继续煮 5 分钟即可。

【功效】 补肾健脾，止泻治咳。

【适宜人群】 反复反胃、久咳、腹泻、腰膝酸软、骨折后期恢复者。

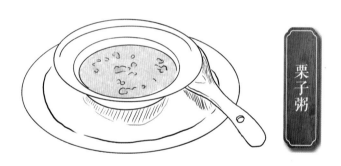

栗子粥

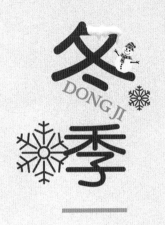

冬季
DONG JI
季

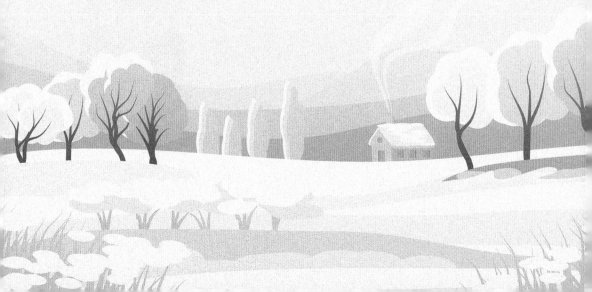

冬 三月，始于立冬，止于立春前，冬季分为立冬、小雪、大雪、冬至、小寒、大寒六个节气。

冬季是秋季和春季的过渡季节，我国南方为亚热带季风气候，冬季温和少雨；北方为温带季风气候，冬季寒冷干燥。

冬季天气寒冷，机体抵抗力下降，要早睡晚起，坚持温水刷牙、冷水洗脸、热水泡脚。

· 宜：性味甘温的食物，如韭菜、茴香、姜、葱、蒜、鸡肉、羊肉、猪肝等。

· 不宜：寒性食物，如苦瓜、竹笋、甘蔗、梨、西瓜、柿子、香蕉等。

饮食

❄ 食物足量，抵御寒冷

冬季天寒地冻，机体在寒冷的环境中代谢率明显增加，人体对能量的需求也随之增加，需要保证足够量的主食，建议每天吃 250 ～ 400 克的主食，如米饭、馒头等。另外，每天应食用 150 ～ 250 克动物性食物，如瘦肉、鱼等，可提高抗寒防病的能力。

❄ 少食生冷，多喝粥汤

冬季食用生冷食物，容易刺激肠胃，造成腹痛、腹泻等。在制作冬季食物时，尽量多采用炖、煮、蒸、烩等烹调方式，多喝粥汤。

❄ 多吃蔬果，预防干燥

冬季干燥，容易出现便秘，应注意蔬菜水果的补充。蔬菜可选择萝卜、大白菜、马铃薯、山药、莲藕、香菇、冬笋、娃娃菜等，水果可选择苹果、梨、香蕉、柚子、柑橘等。

❄ 适量补充，点到为止

冬季寒冷，日照时间缩短，户外活动少的人群，易导致维生素 D 的缺乏，可多吃富含钙和维生素 D 的食物，如豆制品、海产品以及动物肝脏等，但不能暴饮暴食，以免加重肠胃负担。

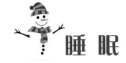

❄ 早睡晚起

冬季早睡晚起可避免低温和冷空气对人体入侵而诱发呼吸系统疾病，也可预防因严寒刺激诱发的心脑血管疾病。

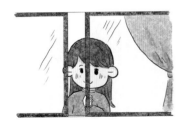

❄ 不要门窗紧闭

因冬季天气寒冷，人们常在睡觉时关上门窗，以至于空气不流通，易患感冒、咽炎等。建议睡觉时门窗保留一定缝隙，保持空气流通。

❄ 别盖重棉被

冬季盖厚重的被子会压迫胸部，影响正常呼吸，减少肺部的呼吸量，不仅影响睡眠，而且容易对呼吸道造成伤害。冬季应选用保暖松软的棉被、羽绒被等。

❄ 不要蒙头睡

蒙头睡觉，会因被窝内二氧化碳等废气逐渐增多，影响正常的呼吸。醒来后，易出现头晕、胸闷、乏力、精神不振。再冷的天气，睡眠时都不要用被子蒙头睡。

❄ 不提倡裸睡

冬季裸睡易受寒，且易引起头痛、目眩、咽喉肿痛等，因此不建议在冬季裸睡。

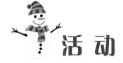

冬季活动，应选择在避风向阳、温暖安静、空气新鲜的旷野或有草坪之处，不要随意脱衣露体，尽量选择动作幅度较小、热量消耗较大的活动，活动时间控制在 1 小时之内，推荐以下几项养生活动。

❄ 冬泳

冬泳[1] 能增强人体对冷刺激的适应能力，提高免疫力。建议每次游 100 ～ 500 米，下水前应做好热身运动。16 岁以下和 70 岁以上的人群，以及患有较为严重的心脏病、高血压、肝炎等疾病者，不宜冬泳。

❄ 滑雪

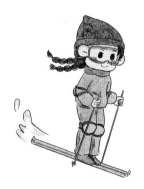

滑雪可以锻炼身体的平衡能力、协调能力和柔韧性，对头、颈、手、腕、肘、臂、肩、腰、腿、膝、踝等部位能起到锻炼作用，建议每次滑雪 1 小时。患有心脏病、高血压、骨质疏松症等疾病，或做过大型手术者不宜滑雪。

❄ 跳绳

冬季在室内跳绳是一个不错的选择。跳绳具有耗时少、耗能大的优点，还能增强人体心血管、呼吸和神经系统的功能。建议每次持续跳绳 10 分钟。老年人、骨质疏松、静脉曲张、膝盖旧伤未愈及体重过重者不宜跳绳。

---

[1] 冬泳: 指气温在 10 ℃以下，在室外水域(包括江、河、湖、海等自然水域与水库等人工水域)自然水温(水温在 8 ～ 17 ℃) 下的游泳。

❄ 泡温泉

冬季泡温泉不仅可以
促进身体的血液循环，还有
助于纾解情绪压力、改善睡眠质量。
建议每次泡温泉的时间不超过 15 分钟，
温度不要超过 45 ℃。女性经期、孕妇、糖尿病患者、高血压患者不适
宜此项活动。

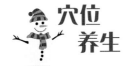

中医提倡冬养肾，因此应季养肾尤为重要。

❄ 涌泉穴

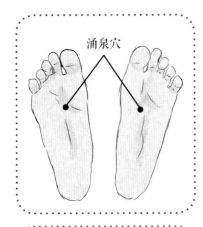

【位置】 脚掌上三分之一正中位置的凹陷处。

【功效】 温补肾阳。

【方法】 每日晚上热水泡完脚后，用左手的大拇指点按右脚心上的涌泉穴约 100 次，左侧亦然。

❄ 气海穴

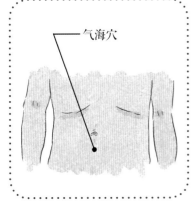

【位置】 肚脐中间往下约两个横指的位置。

【功效】 强壮体质。

【方法】 将艾炷置于气海穴上，以有温热感为度，每次 5 ～ 7 壮，亦可采用艾条灸的方法，每次 10 ～ 20 分钟；还可以每天按揉此穴，以有酸胀感为宜。

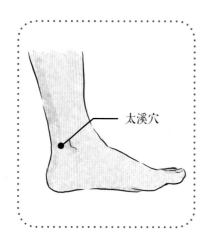

太溪穴

❄ 太溪穴

【位置】 足的内踝尖到足跟腱正中间凹陷处。

【功效】 经常按摩此穴或用灸法，可提高免疫力。

【方法】 每天晚上热水泡完脚后，用左手大拇指点按右侧太溪穴约100次，左侧亦然。也可将艾炷置于气海穴上，有温热感为度，每次5～7壮，还可采用艾条灸的方法，每次10～20分钟。

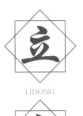

LIDONG

立冬为每年公历 11 月 8 日前后，太阳黄经为 225 度。立冬后，随着冷空气的加强，气温下降的趋势加快。

❄ 立冬养生应养肾

立冬是冬天的开始，应以保养肾脏为先。常常按揉或叩击腰骶部，摩擦腰部两侧，早晚各一次。平常漫步时，用双手背按揉肾区，可减缓腰酸。

推拿腰部

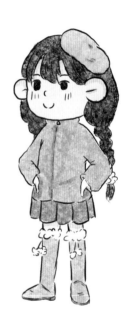

护脚保暖

"脚暖腿不凉，腿暖身不寒"，寒从脚下起。脚部容易受到寒冷空气的影响，应穿保暖的鞋袜，护脚保暖。

泡脚温肾

俗话说:"热水洗脚,胜吃补药。"泡脚、按摩双脚能改善全身血液循环,达到滋养肾和肝的目的,每次泡脚时间 30 ～ 45 分钟为宜,水温控制在 38 ～ 43 ℃,水要淹过脚踝,泡脚用的容器以木盆为宜。

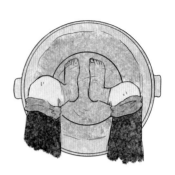

❄ 立冬食疗方

【材料】 党参、黄芪、白术、茯苓、熟地、白芍各 10 克,当归、肉桂各 5 克,川芎、甘草各 3 克,大枣 12 枚,生姜 20 克,墨鱼、肥母鸡、老鸭、猪肚、肘子各 250 克,排骨 500 克,冬笋、蘑菇、花生、葱各 50 克,黄酒、花椒、盐、味精适量。

【做法】 将诸药装纱布袋内,扎口,鸭、鸡肉及猪肚洗净,排骨刹开。生姜、冬笋、蘑菇洗净,与以上诸料同放锅中,加水,武火煮开后改用文火煨炖,加黄酒、花椒、盐调味。待肉熟烂后捞出,切成丝条,再放入汤内,去药袋,煮开后,调入味精,食肉饮汤。每次一小碗,早晚服用。

【功效】 温补气血,调五脏六腑 [1]。

【适宜人群】 神疲乏力、不进饮食、手脚无力、四肢关节疼痛者。

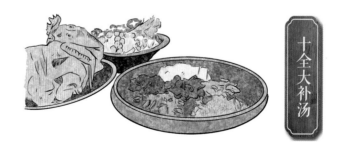

十全大补汤

[1] 六腑:胃、大肠、小肠、三焦(位于躯体和脏腑之间的空腔,包含胸腔和腹腔)、膀胱、胆六个脏器的合称。

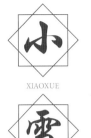

小雪为每年公历 11 月 23 日前后，太阳黄经为 240 度。气温下降，开始降雪，但还不到大雪纷飞的时节，故称小雪。小雪前后，黄河流域开始降雪，北方已进入封冻季节。

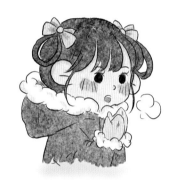

❄ 小雪注意防冻疮

小雪起，天气湿冷，皮肤局部小动脉发生收缩，久之动脉血管麻痹而扩张，静脉淤血、局部血液循环不良而致使冻疮高发。

💡 揉搓防冻

每天数次揉搓手、耳等局部皮肤，每次数分钟至局部皮肤发热为止，用揉搓的方法加强局部的摩擦，以迅速改善局部的血液循环，防止冻伤。

💡 防寒保暖

应注意身体局部的保暖，尤其是裸露在外的身体部位，如耳朵可戴耳罩、双手可戴保暖手套、双脚穿保暖袜。

💡 中药外泡

使用中药外泡，可预防冻疮。如当归四逆汤，即取当归、芍药、桂枝、细辛、甘草、木通、生姜、大枣煮水，外泡手足易患冻疮部位，水温控制在 40 ℃左右，每次泡 20 分钟。

❄ 小雪食疗方

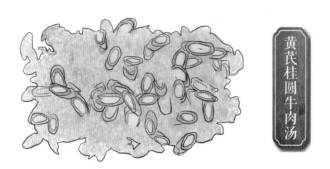

黄芪桂圆牛肉汤

【材料】 黄芪 10 克，桂圆肉 20 克，牛肉 200 克，豌豆苗 20 克，盐 3 克，白酒 2 克。

【做法】 牛肉切片，加水 1500 毫升同煮，煮沸后去除浮沫及油。加入黄芪及桂圆肉，煮至水余约 600 毫升为止，加盐、白酒调味，再加入豌豆苗，滚熟即成。

【功效】 补心安神，强筋壮骨。

【适宜人群】 食欲不振、消瘦乏力、体虚出汗、面色萎黄、失眠健忘、心中烦躁者。

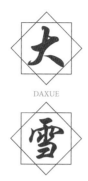

大
雪
DAXUE

　　大雪为每年公历 12 月 7 日前后，太阳黄经为
255 度。大雪节气，预示冬季最寒冷的时候到了，
这时我国大部分地区的最低温度都降到了 0 ℃或以
下，往往在北方会降大雪，甚至暴雪。

❄ 大雪防风寒感冒

💡 多喝热水

　　每天饮水量不少于 2000 毫升，保证身
体的水分充足，有利于身体排毒，预防感冒，
但要多喝热水，少喝冷水。

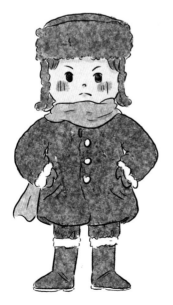

💡 荤素搭配

　　冬季是进补的季节，在进补时需格外
注意饮食的荤素搭配，多吃蔬菜水果，如
大白菜、萝卜、香蕉、梨和苹果等，少吃
油腻、辛辣食物。

💡 全身保暖

　　大雪节气，稍不注意就会受风寒而患
上感冒，除了要穿上厚毛衣、羽绒服、保
暖裤外，还要做好头部、颈部及脚部等部
位的保暖工作。

❄ 大雪食疗方

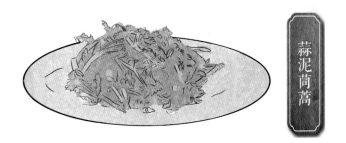

蒜泥茼蒿

【材料】 茼蒿 250 克，大蒜 3 瓣，味精、盐、香油适量。

【做法】 茼蒿洗净，切一寸长段，大蒜捣烂为泥备用，锅内放入清水
煮开，茼蒿下锅焯 3 分钟捞出，将蒜泥、味精、盐、香油
同时放入，搅拌均匀盛盘即可。

【功效】 开胃健脾，解毒消积。

【适宜人群】 腹胀不思饮食、口淡无味者。

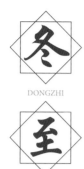

冬至为每年公历 12 月 22 日前后，太阳黄经为 270 度。冬至这一天，阳光几乎直射南回归线，北半球白昼最短，黑夜最长，开始进入数九寒天。而冬至以后，阳光直射位置逐渐向北移动，北半球白天就逐渐长了。

❄ 冬至吃羊肉

• 羊肉并非人人适宜

羊肉既能御风寒，又可补身体，但并非人人适宜，如经常口舌糜烂、眼睛发红、口苦、烦躁、咽喉干痛、牙龈肿痛、腹泻者均忌吃羊肉。

• 羊肉炖吃最营养

羊肉经过炖制以后，更加熟烂、鲜嫩，易于消化。如果在炖的时候加上合适的中药（甘草、当归、生姜、桂皮、八角等），更具进补功效。

• 合理搭配防上火

羊肉性温热，常吃容易上火。因此，吃羊肉时要搭配凉性 [1] 和甘平性 [2] 的食物，如冬瓜、丝瓜、菠菜、白菜、金针菇、蘑菇、冬笋等。

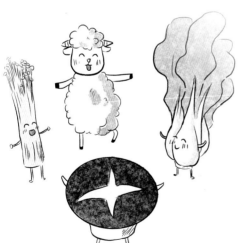

[1] 凉性食物：指具有清热、泻火、解毒等功能的食物。
[2] 甘平性食物：指具有缓和、滋补等功能的食物。

- **吃羊肉时忌醋、茶**

羊肉大热，醋性甘温，有开胃、活血、杀菌等作用，羊肉中含有蛋白质、糖类、维生素和多种有机酸，同食不仅会削弱羊肉的食疗作用，而且会对人体有害。另外，吃羊肉时或吃完羊肉马上饮茶，会减弱肠蠕动，减少大便中的水分，而引起便秘。

- **羊肉虽好应适量**

羊肉富含蛋白质和脂肪，但过多食用会影响肝脏的功能，从而加重肝病患者的病情。

❄ 冬至食疗方

【材料】 白萝卜 200 克，羊肉 200 克，葱、姜、花椒适量。

【做法】 羊肉切块于沸水中去血水后，于凉水中上锅煮，火开后关火，将羊肉捞出，冲掉血沫。葱切段，姜切片，与花椒、羊肉一起置锅中煮。白萝卜洗净切成块，放于锅中，盖上锅盖，武火煮至水开，换中文火煮 1.5 小时。

【功效】 温阳祛寒，补气益血。

【适宜人群】 腰膝酸软，形瘦怕冷，小便不畅，病后体虚、怕冷，产妇产后出血或腹痛者。

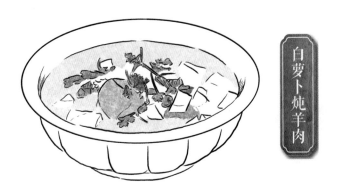

白萝卜炖羊肉

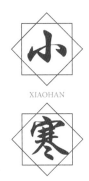

小寒
XIAOHAN

小寒为每年公历 1 月 6 日前后，太阳黄经为
285 度。小寒以后，气温急剧下降，冷气积久而寒，
标志着一年中最寒冷的日子就要到来了。

❆ 小寒养生做好"三防""四补"

• "三防"

一防头颈寒：小寒时节，保暖是第一要务，
尤其要注意头颈部保暖，外出记得穿高领衣服、
戴围脖、帽子等保护头颈。

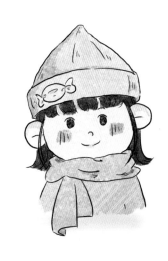

二防身受凉：腹部是连接身体上下的枢纽，
人体很多重要的穴位都在腹部，如神阙、气海、
关元等。腹部保暖除了平时要保证穿着外，也
可两手搓热后进行按摩。

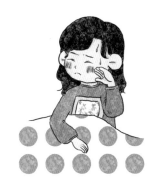

三防脚不暖：除了穿保暖的鞋子外，最好
睡前用热水泡脚，然后用力揉搓脚心，促进血
液循环。

• "四补"

一补气：易冒虚汗、易疲乏、身体虚弱者
等人群宜用红参、红枣、白术、黄芪、淮山、
五味子等补气，泡水或炖肉食用均可。

二补血：头昏眼花、面色苍白等人群宜用
当归、熟地、白芍和首乌等补血，泡水或炖肉
食用均可。

三补阴：夜间汗多、手足心热等人群宜用冬虫夏
草、白参、沙参、天冬、白木耳等补阴，泡水或炖肉
食用均可。

四补阳：手足冰凉、腰酸怕冷等人群宜炖服核
桃、栗子，或用韭菜、茴香等泡水或炖服均可。

❄ 小寒食疗方

【材料】 当归 20 克，生姜 30 克，羊肉 500 克，黄酒、调料适量。

【做法】 将羊肉洗净，切为碎块，加入当归、生姜、黄酒及调料，炖
煮 1～2 小时，食肉喝汤。

【功效】 健脾补血，祛寒强身。

【适宜人群】 腹胀冷痛，手足冰冷，体虚所致的月经不调、痛经，风
湿关节炎，跌打损伤之机体疼痛不适，体虚怕冷者。

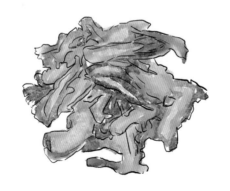
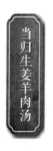

当归生姜羊肉汤

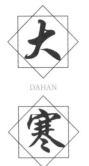

大寒为每年公历 1 月 20 日前后，太阳黄经为 300 度。大寒是全年二十四节气中的最后一个节气，在我国常出现大范围降温、大风、雨雪的天气，呈现出冰天雪地、天寒地冻的严寒景象。

❄ 大寒养生防三大系统疾病

大寒是中风、心肌梗死等疾病的发病高峰期。冷空气会刺激人体毛细血管的收缩，血管阻力增大，导致血压升高，心脏负荷加重，容易诱发冠心病等。寒冷还会引起冠状动脉痉挛，影响心脏血液供应，诱发心肌梗死等，所以大寒要做好预防心脑血管疾病的工作。

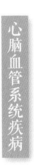
心脑血管系统疾病

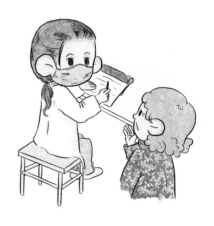

首先要做好高血压、高血糖、高血脂、冠心病等原发病的治疗；其次要注意防寒保暖，适当加强体育锻炼以促进气血畅和；睡前可用热水或生姜、艾叶、花椒、当归等中药煮水泡脚，可起到驱寒散湿、活血通络的作用。另外，要注意及时发现预兆症状，如有不适立即就近就医。

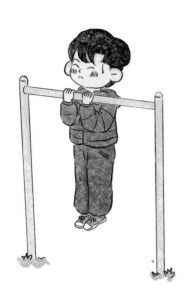

呼吸系统疾病

　　大寒节气是一年中最冷的时期，气候干燥寒冷，此时人体的免疫力也随之下降，感冒、咽炎、支气管炎、肺气肿等呼吸系统疾病高发，尤其是儿童和老年人应格外注意。

　　在寒冷的大寒节气要注意防寒保暖，尤其要重视对头颈部、胸腹部、腰背和四肢等容易受寒部位的保护。同时要适当进行体育锻炼以增强身体抵抗力，防止呼吸系统疾病发生。

消化系统疾病

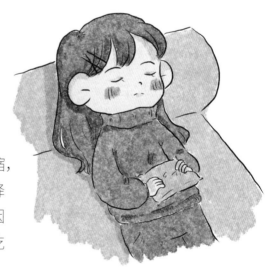

　　大寒节气，人体受寒冷刺激后血液中的组织胺增多，胃酸分泌旺盛，胃肠发生痉挛收缩，机体抗病能力及适应性也随之降低，故胃肠疾病易复发。同时因天气寒冷，人们多爱进补，大吃大喝也易伤了脾胃。

　　此时更应注意保养脾胃，防止消化系统疾病的发生。三餐定时，不暴饮暴食；慎进香辣、油炸肥腻食物；多食易消化的食物。同时要注意腹部保暖，可多做腹部按摩，必要时外敷热水袋或中药热敷包。

❄ 大寒食疗方

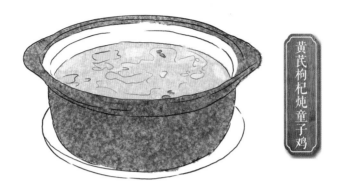

黄芪枸杞炖童子鸡

【材料】 童子鸡 1 只（约 500 克），黄芪 30 克，枸杞子 30 克，白术 10 克，盐适量。

【做法】 将童子鸡洗净，切成小块，加入黄芪、枸杞子、白术和盐，用文火慢炖 1 小时，食肉喝汤。

【功效】 调养脾胃，滋补肝肾。

【适宜人群】 腰膝酸软、潮热盗汗、眼睛干涩，或年老体虚、气虚怯冷者。

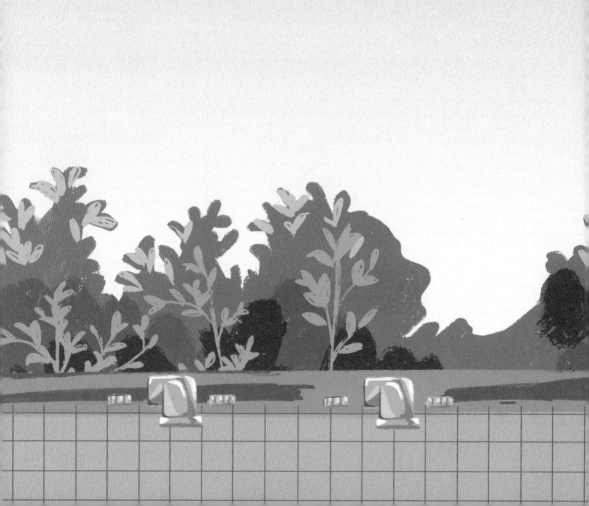

新型冠状病毒肺炎

防疫小知识

XINXING GUANZHUANG
BINGDU FEIYAN
FANGYI XIAOZHISHI

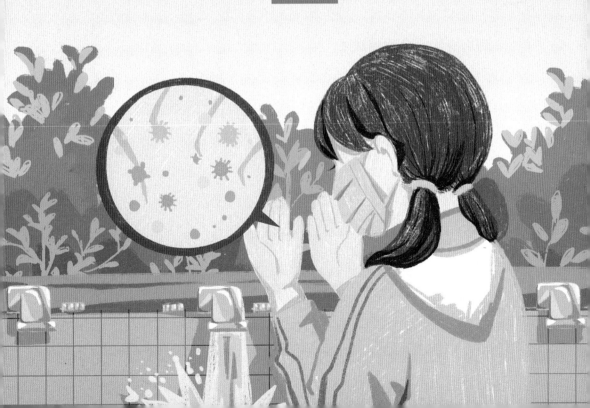

"宅"家自我健康
管理方法

    2020 年初春，在抗击新型冠状病毒肺炎疫情中，中医药发挥了特色优势作用。编者根据新型冠状病毒肺炎防控的理论知识，结合防疫工作经验，提出了"宅"家自我健康管理方法。

· 避毒抗疫，远离戾气

常开门窗，通风换气；正确洗手，加强消毒；做好防护，远离病毒。

· 起居有常，合理睡眠

夜卧早起，广步于庭；作息有时，适当午睡。

· 饮食有节，平衡膳食

谷蛋肉奶，果蔬多样；五味调和，清淡营养；寒热温凉，切莫偏样；慎食生冷，远离野味；戒烟限酒，饮水莫忘。

· 调畅情志，心理健康

情志舒畅，修身养性；宁静致远，道法自然；笑口常开，和谐共处。

· 劳逸适度，科学运动

劳逸结合，不妄作劳；动静相宜，气血调和；合理用脑，益智防衰；科学运动，居家练习。

- **推拿按摩，舒通经络**

头面热搓，疏风开窍；后枕按揉，提神醒脑；饭后摩腹，益气健脾；睡前泡脚，揉足助眠。

- **芳香辟秽，抗毒驱邪**

湿浊热毒，疫戾从之；芳香之品，辟秽防瘟；香薰香囊，常备常用。

- **穴位艾灸，固护阳气**

找准穴位，循经取穴；艾条温灸，温阳扶正；艾灸虽好，因人而异。

- **及时就医，防微杜渐**

慢性疾病，切莫停药；发热咳嗽，就近就医。

提高免疫力
食疗方

　　中医理论认为，人体免疫力是预防疾病的第一道防线，而合理的营养膳食是改善个人营养状况和增强免疫力的重要因素。很多食材及中药具有提高人体免疫力的作用，对于免疫力较低的人群，可通过食补进行一定干预。

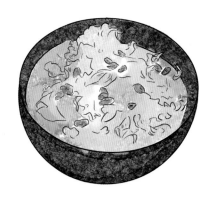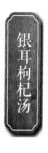

银耳枸杞汤

【材料】　银耳 20 克、枸杞子 15 克、冰糖适量。

【做法】　银耳泡发，撕碎成片，与枸杞子一同入锅，加适量清水，文火炖煮 20 分钟，加入适量冰糖，煮至冰糖溶化，即可食用。

【功效】　养阴润肺，滋补肝肾。

【适宜人群】　口干咽燥、干咳无痰、失眠健忘者。

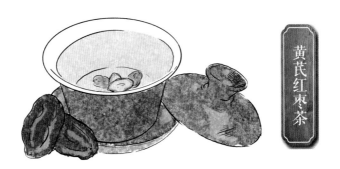

黄芪红枣茶

【材料】 黄芪 30 克、红枣 5 颗。

【做法】 红枣用温水泡发洗净后，去核，黄芪用清水浸泡 20 分钟，两物加适量清水，煮沸后文火煮 20 分钟，当茶饮。

【功效】 益气健脾，养血安神。

【适宜人群】 身体虚弱、面色无华、乏力汗多者。

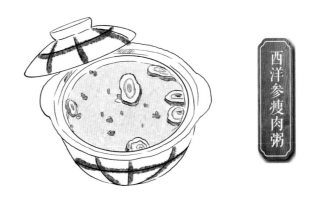

西洋参瘦肉粥

【材料】 西洋参 10 克（切片）、瘦肉 250 克、大米 250 克。

【做法】 汤锅加水适量，加入洗净大米，武火煮 5 分钟后，加入西洋参及瘦肉，待水开后，改用文火炖煮，半小时后即可食用。

【功效】 补气养阴，健脾补肺。

【适宜人群】 神疲乏力、心烦口渴、体虚消瘦者。

主要参考文献

董易奇 . 中华万年历 . 北京 : 中国工人出版社 , 2013.

郭长青 . 实用针灸经络穴位图谱 . 上海 : 上海科学技术出版社 , 2013.

高鹏翔 . 中医学 . 北京 : 人民卫生出版社 , 2013.

郭霞珍 . 中医基础理论 . 上海 : 上海科学技术出版社 , 2012.

钱超尘 . 伤寒杂病论版本通鉴 . 北京 : 北京科学技术出版社 , 2017.

曲黎敏 . 养生十二说 . 北京 : 中国对外翻译出版公司 , 2008.

孙广仁 . 中医基础理论 . 第二版 . 北京 : 中国中医药出版社 , 2007.

徐文兵 . 黄帝内经四季养生法 . 北京 : 中国中医药出版社 , 2009.

烟建华 . 难经理论与实践 . 北京 : 人民卫生出版社 , 2005.

正安棠 . 2018 养生手账 . 北京 : 人民卫生出版社 , 2017.

张树生 . 神农本草经理论与实践 . 北京 : 人民卫生出版社 , 2010.